에라 모르겠다 건강법

삶의 질 향상을 위해 모두가 할 수 있는
건강 실천법

지은이의 말

사람이 살면서 힘든 일을 여러 차례 겪게 됩니다. 어려서는 공부가 힘들고, 청년이 되면서 돈벌이가 힘들고, 나이가 들어서는 건강하게 사는 것이 힘듭니다.

공부와 돈벌이와 건강 유지, 이 세 가지의 공통점이 있다면 모두 그냥 주어지지 않는다는 것입니다. 머리가 좋아서 천재 소리를 듣는 사람도 노력을 엄청나게 합니다. 반에서 1등 하는 아이가 공부 시간도 제일 길다고 하죠? 또 돈벌이도 그렇습니다. 열심히 노력하고 영업하고 제품 개발하고 고객관리 하지 않으면 절대 발전이 없습니다. 안주하는 순간 매출이 떨어지죠.

건강하게 사는 것도 마찬가지입니다. 장수의 최우선조건이 좋은 유전자를 타고나는 것이긴 하지만, 끊임없이 관리해주지 않으면 아무리 좋은 유전자도 소용이 없죠.

사람의 인생을 사 계절에 비유하기도 합니다. 봄·여름·가을·겨울이 있다고 말이죠. 사람의 봄은 10대까지입니다. 3조 개의 세포를 가지고 태어나서 무럭무럭 자라 60조 개의 세포를 가진 성인이 됩니다. 몸에 활력이 넘칩니다. 그래서 병에 잘 걸리지도 않고 회복도 아주 빠릅니다. 활력이 넘치기 때문에 병이 나도 열병이 자주 납니다. 하지만, 병이 한번 들면 진행속도도 빠르기 때문에 위험한 경우도 많습니다.

사람의 여름은 20~30대를 말합니다. 결혼 적령기죠. 몸이 완성되는 시기이기도 하고, 2세를 낳아 후대를 이어가는 시기입니다. 그래서 여기까지 하느님이 보증해줍니다. 아직은 몸에 큰 병이 잘 생기지 않고 또 회복도 잘 되죠. 3박 4일 밤샘을 해도 하루만 자고 나면 몸이 거뜬해집니다.

사람의 가을은 40~50대를 말합니다. 몸과 마음이 완숙기에 접어들어서 경험도 쌓이고 세상을 보는 눈도 달라집니다. 하지만, 몸은 서서히 낡아지기 시작하죠. 여기저기 고장이 나기 시작합니다. 고혈압 당뇨 같은 대사 질환이 시작되고, 초기 암이 발견되는 시기이기도 합니다. 사회적으로나, 경제적으로 볼 때는 가을처럼 풍요로운 결실을 맺는 시기이기도 하지만, 건강적 측면에서는 겨울로 진입하는 우울한 시기이기도 합니다.

사람이 60대 이후가 되면 겨울로 접어듭니다. 몸이 예전 같지 않습니다. 해마다 찾아오는 겨울은 더 춥게 느껴집니다. 몸이 식어가기 때문이죠. 실제로 몸의 대사량이 떨어지기 때문에 체온도 내려가고, 활동량도 줄어들고 체력도 감소합니다. 내 몸의 가장 취약한 곳부터 고장이 한 두 군데씩 나기 시작하죠.

과학기술은 시간이 지날수록 발전합니다. 지식과 경험이 데이터로 누적되기 때문입니다. 하지만 사람의 몸은 항상 처음부터 다시 시작합니다. 2세 3세를 낳았다고 해서 슈퍼맨이 되지 않습니다. 누구나 갓난아기부터 삶을 시작하고 나이가 차면 몸이 고장 나고 자연으로 돌아갑니다.

자연의 사계절은 무한히 반복됩니다. 하지만, 사람의 봄은 한 번 지나가면 다시 오지 않죠. 절대 뒤돌아보지 마시고, 항상 오늘에 충실하고 내일을 계획하는 삶 사시면 후회 없는 인생 되시리라 믿습니다.

누군가는 삶이 축복이라고 하고 누군가는 삶이 고통이라고 합니다. 누구에게나 공평하게 주어진 이 삶을 고통으로 살 것인가 축복으로 살

것인가는 나 자신의 마음에 달려 있다는 점 꼭 기억하시고, 독자 여러분 모두 하루하루 열심히 몸과 마음 관리하면서 건강하게 오래오래 사시기를 기원하면서 이 책을 씁니다.

묵묵히 저를 믿고 내조해준 아내 정은과, 힘든 유학 생활 잘 견디면서 훌륭한 성과 내고 있는 아들 재우에게 감사와 사랑의 말을 전합니다. 나에게는 아내와 아들이 삶의 원동력이자 가장 큰 힘입니다.

얼마 전 어머님이 돌아가셨습니다. 살아생전 조금이라도 더 잘 모시지 못한 것이 마음 속 깊이 한이 됩니다. 어머님께 이 책을 바칩니다.

2021. 8. 9
서초동에서 **김순렬**

목차

1장 — 삶의 질 향상

I	스트레스가 심하면 환청이 들릴 수 있나요?	14
II	에라 모르겠다 건강법	21
III	쾌락 추구 건강법	28
IV	공황장애와 우울증	36
V	치매 예방(1)	46
VI	치매 예방(2)	52
VII	치매 예방(3)	57

2장 — 잘 알고 먹어야 보약

I 운동 전후 먹으면 좋은 음식과 나쁜 음식 66

II 열 많은 체질, 인삼 먹어도 되나요? 74

III 불면증과 골다공증을 동시에 치료하는 채소 80

IV 너무 많이 씹어 먹지 마세요. 87

V 탈모 예방과 피부 미용에 좋은 오일 94

VI 신경통과 손발저림을 치료하는 영양 물질 100

VII 식사 후에 하면 좋은 5가지 습관 107

VIII 이런 분은 생강 절대 먹지 마세요! 114

3장 — 마법의 건강 가루

Ⅰ	피부 미백을 돕는 가루	120
Ⅱ	안구건조증, 인공눈물 없이 치료하는 가루	127
Ⅲ	가래를 없애고, 폐·기관지에 좋은 가루(1)	134
Ⅳ	가래를 없애고, 폐·기관지에 좋은 가루(2)	140
Ⅴ	다리에 쥐 났을 때, 풀어주는 가루	149
Ⅵ	암세포를 파괴하는 가루	157
Ⅶ	염증을 제거하는 가루	163
Ⅷ	커피에 이 가루를 타면 슈퍼푸드	168
Ⅸ	혈액순환을 돕는 가루	175
Ⅹ	만성피로를 풀어주는 가루	183

4장 — 마법의 건강차

Ⅰ 혈관을 청소하는 약차　　　　　　　　　　　192

Ⅱ 숙면을 부르는 약차(1)　　　　　　　　　　197

Ⅲ 숙면을 부르는 약차(2)　　　　　　　　　　203

Ⅳ 커피 대신 이것을 마셔야 하는 7가지 이유　　209

Ⅴ 녹차 마시기 가장 좋은 시간　　　　　　　　215

5장 — 무병을 위해

I	위장은 용광로	220
II	위축성위염과 장상피화생 치료에 도움이 되는 음식	224
III	위축성위염과 장상피화생과 담적병	231
IV	과민성대장증후군	236
V	복부팽만을 없애는 간헐적 단식(1)	244
VI	복부팽만을 없애는 간헐적 단식(2)	252
VII	염증을 제거하는 음식	260

1장

삶의 질 향상

스트레스가 심하면 환청이 들릴 수 있나요?

　환청을 겪어보신 적이 있나요? 누가 뒤에서 나를 부르는 것 같은데 돌아보면 아무도 없었던 그런 경험은 아마 한 번쯤은 다들 해보셨으리라 생각됩니다. 환청이 흔한 질병은 아닙니다. 하지만 최근 들어 조현병 환자가 늘어나면서 환청이라는 증상이 주목을 받고 있는데요. 조현병의 주요 증상이 환청이기 때문입니다.

　그런데, 이 환청이 꼭 조현병에서만 발생하는 것은 아닙니다. 뇌의 청각 영역의 이상 작동이 소리를 만들어 내는 것이기 때문에 심한 스트레스나 정서적 충격에 의해서도 나타날 수 있죠. 보통은 일시적으로 나타났다가 사라집니다. 그런데, 이런 소리가 사라지지 않고 끊임없이 내 삶을 지배하게 되면 환청이라고 합니다.

　또 신내림이나 계시 같은 종교적 영역에서도 환청이 나타날 수 있는데요. 하느님의 계시를 받았다거나, 동자 귀신의 소리를 전해주는 무당의 행위 같은 경우는 치료의 대상이 되지 않습니다. 종교는 언터쳐블 인 거죠.

사실상 우리는 모두 환청을 거의 매일 겪고 있습니다. 바로 잠을 잘 때 꿈을 꾸는 것인데요. 꿈이 발생하는 뇌 신경의 작동 기전이 환청과 거의 같습니다. 우리는 꿈속에서 사람을 만나고 같이 춤추고 노래하고 대화를 나누고 여행을 하기도 합니다. 꿈속에서 보고 듣고 느끼는 거죠.

하지만 꿈을 꾸고 나서 이상한 소리를 들었다고, 혹은 돌아가신 할머니를 보았다고 병원을 찾아가지는 않습니다. 그것이 당연한 뇌 신경의 활동이란 것을 알고 있기 때문입니다. 꿈은 우리가 잠을 잘 때만 나타난다는 것을 알고 있기 때문입니다.

꿈에도 여러 종류가 있죠? 돼지꿈을 꾸고 복권을 사서 기대에 부풀기도 하고, 또 악몽을 꾸고는 뭔가 좋지 않은 일이 일어날까 두려워하기도 합니다. 잠에서 깨자마자 무슨 꿈이었는지 잊어버리는 경우도 있고, 같은 꿈을 며칠씩 계속 꾸기도 합니다. 또 평생 기억되는 꿈도 있죠? 태몽은 평생 잊어버리지 않습니다.

이렇게 꿈이란 것은 뇌 기능이 자동으로 시뮬레이션 되는 것입니다. 우리 인생 자체가 매트릭스 속의 시뮬레이션이라는 말도 있잖아요. 그것처럼 우리의 뇌는 실제와 상상을 구별하지 않습니다. 현실에서 사자에게 쫓기는 두려움을 느끼듯이 상상만으로도 심각한 두려움을 유발할 수 있죠. 그래서 공포 영화나 액션 영화가 실감 나게 보이고 느껴지는 것입니다.

사람의 뇌는 기본적으로 기억에 많은 부분을 의존합니다. 다른 사람의 말을 듣고 이해하는데 있어서 그 사람의 말 하나하나를 분석해서 무슨 말을 하고 있는지 알아듣는 게 아니죠. 몇 개의 단어와 말의 흐름과 뉘앙스를 듣고 그 말이 무슨 뜻인지 알죠. 그래서 대충 들어도 무슨 말인지 압니다.

환청 환자들이 듣는 소리도 기억의 범주에서 대부분 벗어나지 않습니다. 전에 내가 들었던 내용이나 알고 있던 내용이 대부분이죠. 뭔가 세상에 없던 획기적인 내용은 거의 없습니다. 또 대부분이 부정적인 내용입니다. 누군가가 나를 죽이려고 한다. 나에게 쓸모없는 인간이라고 한다. 사람들이 모여서 나에 대해서 쑥덕인다. 나를 감시하는 뭔가가 있는 것 같다 등등이요.

자신을 칭찬하는 소리가 들린다고 한 환청 환자는 없었던 것 같습니다. 예전에 한 분은 돌아가신 할머니가 계속 말을 붙인다고 하셨는데, 이 경우에도 긍정적인 내용은 없었습니다. 어쨌든 대부분이 기억에 의존하는 내용이죠.

교과서에는 조현병의 원인이 아직 정확히 무엇인지 모른다고 나와 있습니다. 하지만, 환청을 경험하고 있는 분들의 증언을 들어보면 대부분 큰 정서적 고통을 겪고 난 뒤에 환청이 발생했다고 합니다. 아주 큰 스트레스를 받은 후에 환청이 발생하는 거죠.

학창 시절 따돌림을 당했다거나, 반복적으로 시험에 실패하거나 취직에 실패해서 지속해서 스트레스를 받았거나, 사업에 실패해서 큰돈을 잃었거나 한 후에 환청을 호소하는 경우가 많습니다.

환청은 주로 젊은 사람에 많이 나타나는데요. 정서적으로 불안정한 나이 때의 정신적 충격이 뇌 신경의 손상을 더 크게 유발하기 때문입니다. 또 노년층이 되면 다시 증가하는데요. 노년의 환청은 사실 조현병과의 상관관계보다는 치매와 같은 뇌 신경의 퇴행과 관련이 더 깊습니다.

그래서 저는 환청의 주요 원인을 스트레스로 봅니다. 장시간의 스트레스와 긴장으로 자율신경이 교란되고, 교감신경의 과흥분으로 인해서 뇌 신경의 일정 부분이 손상을 유발하는 거죠. 뇌 신경의 청각 영역을 담당하는 부분에 손상을 일으키고 특정한 기억이 반복 재생되는 것입니다.

일반적으로 환청을 치료할 때 도파민 분비를 억제하는 약물이 사용됩니다. 뇌 신경의 흥분을 가라앉히려는 목적이죠. 또 뇌전증(간질) 치료약도 자주 사용됩니다. 간질이 뇌의 운동신경에 과흥분이 유발되는 것이므로 영역만 다를 뿐 원리는 같기 때문이죠.

도파민은 뇌 신경의 흥분을 유발하는 대표적 신경전달물질입니다. 도파민이 과다 분비되면 사람이 흥분하게 되죠. 반대로 도파민 분비가 감소하면 의욕이 떨어지고 파킨슨병의 원인이 됩니다. 또 행복 호르몬이라고 불리는 세로토닌과는 길항관계에 있기 때문에 세로토닌이 증가하면 도파민 분비가 상대적으로 감소합니다. 그래서 우울증약을 복용하면 환청이 약간 감소하는 경향이 있습니다.

대부분의 환청은 약물치료로 치료가 잘 된다고 합니다. 약 70%의 환자가 약물로 호전된다고 하네요. 병이 심각하게 진행되기 전에 초기에 치료하는 경우 예후가 매우 좋습니다. 다만, 약물에만 의존해서는 근본적인 치료가 어렵습니다. 평생 약을 먹게 되면 그에 따른 부작용도 만만치 않기 때문이죠. 그래서 뭔가 제2의 수단이 필요합니다.

그래서 저는 환청 치료에 운동을 추가할 것을 적극적으로 권합니다. 뇌 신경이 흥분되어서 생긴 질병인데, 또 신경을 흥분시키는 운동을 하면 되냐고요?

네, 그렇습니다. 뇌 신경의 흥분 영역이 다르기 때문에 치료 효과가 나타납니다. 운동을 통해서 도파민을 소모하고, 청각 영역의 과흥분을 운동 영역으로 전환하면 환청이 훨씬 효과적으로 치료될 수 있기 때문입니다.

뇌는 가소성이 아주 강한 장기입니다. 또 관성의 법칙도 아주 강합니다. 한 부분이 손상되었더라도 훈련에 의해서 다른 부분이 손상된 부분을 대신할 수 있죠. 뇌졸중으로 언어 마비가 오더라도 훈련에 의해서 어느 정도까지 회복되는 이유가 뇌 가소성 때문입니다. 언어중추의 일부가 손상되더라도 그 옆의 다른 뇌 부위가 손상된 부분을 대신해서 발달하기 때문이죠.

사람의 뇌는 하던 대로 계속하기를 원합니다. 변화를 싫어하죠. 관성의 법칙을 따릅니다. 그래서 새로운 일에 도전하기가 힘듭니다. 하지만, 아이러니하게도 뇌는 새로운 자극에 가장 크게 반응합니다. 신상품을 좋아하고 새로운 풍경을 좋아하죠.

그래서 아무 생각 없이 할 수 있는 걷기나 달리기 등산보다는 정신을 집중해야 하고, 기술을 끊임없이 배울 수 있는 탁구 배드민턴 테니스 골프 같은 운동을 하시면 더 좋습니다.

운동으로 운동신경을 계속 자극하고 발달시키면 청각 영역의 과흥분을 운동영역으로 전환할 수 있습니다.

환청은 사람의 뇌가 너무나 발달했기 때문에 발생하는 질병입니다. 머리가 나쁘면 생길 수 없는 병이죠. 누구나 황당한 생각을 합니다. 슈퍼히어로가 되어서 지구를 구하는 꿈을 꾸기도 하고, 근무 시간에 멍하니 천장을 바라보면서 주말에 로또가 당첨되면 살 자동차를 상상합니다.

아침부터 계속 BTS의 노래가 머릿속에서 울리고 있습니다. 좀처럼 사라지지를 않습니다. 그래서 에라 모르겠다. 그냥 종일 BTS의 노래를 흥얼거리고 있습니다.

이 모든 게 뇌의 기능입니다. 뇌는 실생활에서 일어날 수 있는 모든 것을 스스로 시뮬레이션 할 수 있죠. 하지만 우리는 두려워하지 않습니다. 그것이 지극히 정상이라는 것을 알기 때문이죠.

황당한 이야기를 병원에 가서 하면 정신질환자가 되지만, 글로 쓰거나 유튜브에 올리거나 영화를 만들면 크리에이터가 됩니다.

환청도 마찬가지로 뇌 기능 중의 일부입니다. 약간의 오작동이 발생한 거죠. 뇌의 지극히 정상적인 기능이 과도한 스트레스와 자율신경의 이상으로 도파민 같은 호르몬의 과다 분비를 유발하고 특정 뇌 신경의 과흥분을 유발하고 실제 소리가 아닌 청각 영역의 오작동으로 이어진 것입니다.

이런 과정을 정확하게 인식하기만 하면 환청에서 생각보다 쉽게 탈출할 수 있습니다. 두려워 마시고 꾸준한 치료와 생활습관 교정으로 환청에서 빠져나오시길 기원합니다.

에라 모르겠다 건강법

이 장에서는 자율신경의 기능 이상과 뇌 기능의 상관관계에 대해 한 번 알아보려고 합니다. 뇌는 그 사람 자체라고 할 수 있을 만큼 사람에게 중요한 기관입니다. 뇌가 없으면 인격이 존재할 수 없습니다.

뇌는 원래 운동을 위해 탄생한 기관입니다. 내 몸과 외부환경의 움직임을 예측하기 위해서 만들어진 기관이죠.

사람의 뇌 기능 중에 다른 동물에 없는 또 하나의 독특한 기능이 바로 언어기능입니다. 언어를 통해서 듣고 말하고 기록하면서 인류의 문명이 완성되었죠. 사람에게 있어서 언어의 힘은 아주 큽니다. 말하는 대로 이루어집니다.

어르신들 말씀 중에 "입방정 하지 말라"라고 하시는데요. 말하는 대로 될까 봐 두려워서 하는 말입니다. 또 할머니가 손자에게 "장군님 장군님 박사님 박사님"하고 부르는 것도 말의 힘을 믿기 때문이죠.

말이 사람의 뇌 신경에 영향을 준다는 이론이 학문으로 정립된 것이

NLP입니다.(Neuro-Linguistic Programming) 신경언어학 프로그래밍이라고 하는데요. 실용심리학의 한 분야입니다.

인간 행동의 긍정적인 변화를 끌어내는 기법을 종합해 놓은 학문입니다. 두뇌를 사용하는 방법을 알려주는 학문으로도 알려져 있습니다. NLP의 핵심 내용은 말이 뇌 신경의 변화를 끌어낸다는 것입니다. 내가 말하는 데로 뇌 신경이 바뀌고, 결과적으로 나를 둘러싼 세상이 바뀌게 하는 학문이죠.

자율신경은 우리 몸을 조절하는 신경입니다. 날씨와 같은 기후, 혹은 운동이나 일을 할 때 받는 육체적 스트레스도 자율신경에 영향을 주지만, 가장 자율신경에 혼란을 주는 요소는 바로 정신적 스트레스입니다.

똑같은 일이나 운동을 하면서 기분이 좋은 경우가 있고, 기분이 나쁜 경우도 있습니다. 내가 하기 싫은 일, 내가 듣기 싫은 말을 듣게 되면 사람은 기분이 나빠집니다. 또 두려움이 자율신경을 손상시킵니다.

꼭 해야 하지만 하기 싫거나, 좋은 성적이나 평판을 듣고 싶은데, 그렇지 못하거나, 혹은 성적이나 평판과는 상관없이 뭔가를 잘하고 싶지만, 성과가 없을 때 사람은 두려움을 느끼고 불안해합니다.

이때 자율신경에 이상이 발생합니다. 지나친 스트레스와 긴장은 자율신경의 중의 교감신경을 과흥분시킵니다. 적당한 교감신경의 흥분은 삶에 활력을 주고 위험을 피하게 해주는 순기능이 있습니다.

시험이 내일로 다가오거나, 기사의 마감 시한이 내일로 다가오거나, 자동차가 나를 향해 덮치려고 다가오면 우리 몸의 교감신경은 흥분합니다. 흥분하면 할수록 아드레날린이 분비되고 갑상선 호르몬도 분비되고 당의 소비가 증가하면서 인슐린 분비도 증가합니다. 에너지 대사량을 증가시켜서 몸을 위급상황에 대비하도록 합니다.

그래야 내일의 시험을 잘 치를 수 있고, 기사도 마감 전에 제출할 수 있고, 다가오는 자동차도 피할 수 있기 때문입니다.

그런데, 사람은 뇌가 너무 발달한 것이 문제가 됩니다. 내일 시험도 없고, 기사 마감도 없고, 다가오는 자동차도 없는데, 불안해하고 두려워합니다. 예전에 시험을 망친 경험이 있거나 마감 시간을 놓쳐서 낭패를 당했거나, 혹은 자동차 사고로 큰 부상을 당한 경험이 있는 경우에 많은 사람이 시험이나 마감 시간 자동차라는 단어를 연상시키기만 해도 불안감을 느끼고 두려워하고 교감신경이 과흥분되는 경험을 하게 됩니다.

앞에서 말씀드렸듯이 사람의 뇌가 너무 발달했기 때문에 일어나는 현상입니다. 사람의 뇌가 실제와 상상을 구별하지 않기 때문인데요. 지금 눈앞에 자동차가 다가오는 것을 보는 것이나, 자동차가 다가온다고 상상할 때 우리 몸에는 똑같은 생리적 현상과 신경의 과흥분이 나타납니다. 악몽을 꾸다가 깜짝 놀라 일어나는 것과 짝사랑하는 이성을 떠올리면서 입꼬리가 올라가고 행복한 표정을 짓는 것도 그렇고, 작년에 보이스피싱으로 사기당한 일이 떠오르면서 갑자기 심장이 뛰고 두통이 생기고 분을 못 이겨 잠을 잘 수 없는 그런 경우가 이에 해당합니다.

제가 진료를 하다 보면 많은 환자분이 자신이 할 수 없는 것들에 관해 이야기합니다. 나는 무릎과 허리가 아파서 혹은 숨이 차서 운동을 못 한다. 혹시나 탈이 날까 봐 이런저런 음식을 피한다. 외출했다가 병이 더 나빠질까 두려워서 집 밖으로 나가지 못한다. 치료했는데 낫는다는 확신이 없어서 치료를 포기했다 등등 말이죠. 그런데 어떤 환자분들은 또 이렇게 말합니다. 전에 병이 낫었는데, 치료된 경험이 있었다. 그래서 이번에도 치료하면 나을 수 있을 것 같아서 병원을 찾았다고 합니다.

병이 난 현상은 같은데 그 병을 대하는 태도는 정반대인 경우입니다. 나는 할 수 있다. 나는 나을 수 있다. 안될 게 뭐가 있나 안 되면 될 때까지 하면 되지라는 마음가짐이 중요합니다. 시작도 하기 전에 이미 이게 될 리가 없다고 생각하면 그 일이 이루어질 수가 없습니다.

세상일이 일어날 확률은 반반입니다. 비가 올 확률, 로또에 당첨될 확률, 위암에 걸릴 확률 등등이 제각각이긴 하지만, 사실 나에게 그 일이 일어나고 안 일어나고는 그냥 50%인 것입니다. 질병을 치료할 때도 마찬가지입니다.

이 병이 나을 것인가? 낫지 않을 것인가? 는 나 자신에게만은 반반입니다. 그런데 그 확률을 높여주는 것이 내 생각과 행동입니다. 이렇게도 해보고 저렇게도 해보고 여기도 가보고 저기도 가봐야 합니다.

성공할 확률과 실패할 확률은 반반이지만, 아무것도 하지 않으면 아무 일도 일어나지 않습니다. 확률이 0%가 되는 것이죠. 끊임없이 시도하면 실패할 확률도 높아지지만, 성공할 확률이 획기적으로 높아집니다.

말이 사람을 지배합니다. 내가 평소에 어떤 말을 하고 사는가가 그 사람의 미래를 만드는 뼈대가 되는 것입니다. 나는 할 수 있다. 나는 이 질병을 극복할 수 있다고 끊임없이 외치는 사람이 더 건강에 가까이 다가갈 수 있습니다.

자율신경 기능 이상의 경우에도 똑같은 원리가 적용됩니다. 교감신경은 불안할 때 두려울 때 흥분을 합니다. 사소한 일에 늘 흥분하고 긴장하면서 교감신경을 늘 켜놓고 살다 보면 자율신경실조증이 찾아오게 됩니다. 사소한 일에도 소화가 안 되고 심장이 두근거리고 두통이 생기고 얼굴이 붉어지고 잠을 못 자게 됩니다.

교감신경의 과흥분을 억제하는 방법으로 운동 명상 식이요법 등 여러 가지가 있습니다. 제가 추천하는 가장 강력한 방법은 한마디 외침, 일종의 "주문"을 외우는 것인데요. 빅뱅이라는 그룹을 아시나요? 제 아들이 엄청나게 좋아하는 그룹인데요. 빅뱅의 히트곡 중에 "에라 모르겠다"라는 노래가 있습니다. 더 나은 앨범을 만들어야 한다는 고민 중에 누군가가 "에라 모르겠다. 만들어버리자"라고 하는 말을 듣고 탄생한 곡이라고 합니다.

지드래곤이 자신도 모르게 자율신경조절법을 알고 있었나 봅니다. 이 "에라 모르겠다"라는 말에 아주 큰 힘이 있습니다. 뭔가 머릿속을 떠나지 않는 생각이 있다면 일단 "에라 모르겠다"를 외치세요.

"에라모르겠다"를 외치는 순간 뇌의 가장 위쪽에 있던 생각이 한 단계 아래로 내려갑니다. 순간 걱정을 떨쳐버리게 됩니다. 사람의 뇌는 한 번에 한 가지 생각밖에 할 수 없는 구조로 되어 있습니다.

한 번에 한 가지 일 밖에 못하죠. 당신은 멀티테스킹이 가능하시다고요? 사람의 멀티테스킹은 실제로 여러 가지 일을 한꺼번에 처리하는 것이 아닙니다. 아주 빠르게 여러 가지 일을 한 가지씩 순차적으로 처리하는 것일 뿐입니다.

그래서 "에라 모르겠다"를 외치는 순간 모든 생각은 한 수준 아래로 내려가게 됩니다. 사람이 하는 걱정은 대부분 아직 일어나지 않은 일이거나 이루어질 수 없는 일인 경우가 많습니다.

그것을 지금 한숨을 쉬면서, 땅을 내려치면서, 머리를 쥐어뜯으면서 걱정을 한다고 해서 해결되지 않습니다. 해결될 일이면 걱정을 하고 있지 않겠죠. 이미 그 일을 해결하기 위해서 행동을 하고 있을 겁니다.

단순히 내려놓기만 한다고 해서 그 일은 어떻게 해결하나 하는 질문을 하시는 분도 있습니다. 사람의 뇌는 한 가지 일을 끊임없이 지속해서 생각하고 있을 때보다, 잠시 쉬면서 딴 일을 하고 있을 때 더 나은 해결책을 떠올려 주는 경우가 아주 많습니다.

독자 여러분도 "에라 모르겠다"하고 사무실을 나오거나 집을 뛰쳐나와서 잠시 드라이브를 하면서 머리를 식혔더니 그 과정 중에 아주 좋은 생각이 떠오르는 그런 경험을 하신 적이 분명 한 번쯤은 있으실 겁니다.

독자 여러분! 걱정거리, 두려움, 불안함, 고통이 있을 때 일단 외치세요. "에라 모르겠다.", "에라 모르겠다", "에라 모르겠다."

쾌락 추구 건강법

사람이 사는 목적이 뭘까요? 생물학 전공하시는 분께 물어보면 종족 보존이라고 할 겁니다. 자손을 퍼뜨리는 것이 생물의 궁극적 목표니까 말이죠. 또 생존 자체가 인생의 목적이 되기도 합니다. 또 종교적으로 보면 천당을 간다든지 윤회를 한다든지 하는 목적이 있을 수 있겠습니다.

유튜브에서 유명한 법륜스님 말씀 중에 사람이 왜 살지를 자꾸 생각하다 보면 삶에 전혀 이유가 없다는 결론에 이른다고 합니다. 사는 이유가 없으니까 죽음을 자꾸 떠올리게 된다고 하네요.

사실 사람이 왜 사는지 이유를 아는 사람은 없습니다. 그래서 사는 동안 더 행복하게 더 즐겁게 더 자유롭게 살고 싶은 것이고 되도록 괴로움 없는 삶을 살고 싶은 것입니다.

어쨌든 사람이 목숨을 부지하고 살아가는 데는 여러 가지 꼭 필요한 것이 있습니다. 먹이가 되는 음식이 필요하고 추위를 막아줄 옷도 필요하고 또 편히 쉬고 2세를 기를 수 있는 주거 공간이 필요합니다.

동물 같으면 이 정도면 끝인데요. 사람은 그 정도로 만족하기에는 뇌가 너무 발달했습니다. 그래서 그 이상을 요구합니다.

더 행복하게 살고 싶고, 더 즐겁게 살고 싶고, 더 자유롭게 살고 싶고, 더 의미 있고, 더 괴로움이 없는 그러한 삶을 추구하죠. 그럼 어떻게 하면 더 행복하고 더 즐겁고 더 자유롭고 더 의미 있고, 더 괴로움이 없는 상태가 될까요?

돈이 많으면? 남보다 뛰어난 능력이 있으면? 남보다 잘 생기면? 등등 여러 가지 조건이 있을 수 있습니다. 그런데 이런 모든 조건이 궁극적으로 사람을 만족시킬 수 있는 것은 바로 그 사람의 뇌 때문입니다.

내가 행복하고 즐겁고 자유롭고 괴로울 때 우리 뇌에서는 신경전달 물질이라는 것이 분비됩니다. 그때그때 분비되는 신경전달 물질의 종류와 양에 따라서 사람은 즐겁고 행복하고 화나고 짜증 나고 우울하고 분노하고 고통스러워합니다.

외부 자극 없이 뇌 신경에 직접 이런 신경전달물질이나 호르몬을 주입하면 실제와 똑같은 그런 느낌을 받게 됩니다. 향정신성 의약품이나 마약이 그런 역할을 합니다.

또 약물뿐만 아니라 그냥 일상에서도 그런 작용을 하는 음식들이 있습니다. 커피를 마시면 정신이 맑아지고, 흥분된다거나 단 음식을 많이 먹으면 마음이 편해진다거나 하는 현상들이죠.

이렇게 뇌 신경을 자극해서 사람의 기분을 만들어 내고 조작하는 물질을 신경전달물질이라고 합니다. 뇌 신경은 하나가 아니라 2천억 개나 되는 각각의 뇌세포가 모여서 만들어진 하나의 네트워크입니다. 그래서 뇌 신경세포 각각이 각자의 신호를 만들고 전달하고 받아들입니다.

이러한 신호를 주고받는 기관을 시냅스라고 합니다. 뇌 신경 세포의 끝과 끝이 맞닿아 있는 곳이죠. 뇌 신경은 시냅스를 통해서 서로 신경전달물질을 주고받으면서 대화를 하고 통신을 합니다.

뇌 신경의 시냅스에서 분비되는 신경전달물질 중 가장 대표적인 것이 노르에피네프린, 도파민, 세로토닌, 아세틸콜린, 가바입니다.

노르에피네프린은 일반적으로 아드레날린이라고 불립니다. 학술적으로는 에피네프린이란 용어를 더 많이 쓰고, 일상생활에서는 아드레날린이란 용어가 더 많이 쓰이는 것 같습니다.

아드레날린의 작용에 대해서 극단적으로 잘 보여주는 영화가 있습니다. 제이슨 스타뎀이 주연으로 나오는 아드레날린 24라는 영화입니다. 이 영화에서 보면 제이슨 스타뎀이 잠시도 쉬지 않고 뛰어다니고 24시간 내내 흥분해 있는 연기를 하는데요. 좀 폭력적이긴 하지만 아드레날린의 작용에 대해서 아주 명확하게 보여줍니다. 궁금하신 분들은 한번 보시기를 추천해 드립니다.

노르에피네프린 즉, 아드레날린은 인체에 급격한 각성 효과를 불러옵니다. 화가 나는 일이 있거나 극도의 분노를 느끼거나 생명을 위협받는 긴박한 상황에 부닥쳤을 때 분비되는 신경전달 물질이죠.

뇌에서만 분비되는 것이 아니라 콩팥 위쪽에 있는 부신 수질에서도 분비되어서 혈관을 타고 전신으로 퍼집니다.

자율신경계의 교감신경이 흥분되었을 때 스트레스 호르몬인 코티졸과 함께 가장 많이 분비되는 호르몬입니다. 심장 박동이 증가하고 혈압이 올라가고 호흡이 가빠지고 동공을 확장하죠. 그래서 주의력결핍 과잉행동장애인 ADHD가 노르에피네프린과 도파민의 분비 부족과 관련이 있다고 알려져 있습니다.

도파민은 최근 파킨슨병의 원인 물질로 잘 알려져 있습니다. 도파민은 뇌의 흑질이라는 부분에서 생성 분비됩니다. 이 흑질 부분이 위축되고 퇴화하면서 도파민의 생성 양이 줄어들면 파킨슨병이 발병하고 떨림을 포함한 여러 가지 운동 장애가 생기는 것입니다.

그런데 도파민은 중독과 학습 또 보상심리 프로락틴 호르몬의 분비와도 관련이 있습니다. 주로 중독과 쾌락 작용으로 더 잘 알려져 있죠. 마약중독이나 일 중독, 운동 중독, 섹스 중독, 도박 중독, 인터넷 중독 등이 모두 도파민의 과다 분비와 관련이 있습니다.

어떤 행동이 즐거움을 주게 되면 우리 뇌는 그것을 반복하고 도파민 생성을 유도하게 됩니다. 기억이 조건화되는 것이죠. 그래서 급기야는 강박증 갈망을 일으키게 되고 도파민을 모두 짜내서 써버리고 나중에는 도파민이 나오지 않게 되고 더 강한 자극을 통해서 도파민을 갈구하게 됩니다. 더는 도파민이 나오지 않게 되면 금단현상이 발생하는 것이 죠. 도파민에 중독되는 거죠.

자연은 양으로 승부를 겨루고, 관성의 법칙이 있습니다. 그래서 하던 대로 하고 싶어 하고, 한번 시작하면 끝장을 보는 경우가 많습니다. 열매 하나를 맺기 위해서 나무 한 그루가 뿌리는 무한한 양의 꽃가루를 봐도 그렇고, 수정될지 안 될지도 모르는데 한꺼번에 뿜어져 나오는 정자의 개수를 봐도 그렇습니다. 도파민 중독이 이와 비슷한 과정을 겪습니다. 한번 중독되면 끝까지 자신이 다 타버릴 때까지 집착하게 됩니다.

세로토닌은 행복 호르몬이라고 부릅니다. 세로토닌이 분비되면 일종의 만족감이 생깁니다. 각성효과도 따라오고, 기억력도 좋아집니다. 세로토닌이 도파민, 아드레날린과 다른 점은 좀 더 부드러운 만족감과 각성 효과를 나타냅니다. 또 세로토닌은 다른 신경전달물질의 작용을 보조해서 그들의 작용을 더 강하게 하는 효과도 있습니다.

아세틸콜린은 주로 기억력과 관계가 있습니다. 그래서 아세틸콜린이 부족하면 우울증이 발전된 형태의 치매가 잘 발생합니다. 기억력은 학습과 관계가 있기 때문에 아세틸콜린은 수험생들의 주요 관심 호르몬이기도 합니다. 그래서 아세틸콜린 합성을 돕는 여러 가지 음식들이 수험생들에게 인기가 높죠.

기억력의 조절에는 아세틸콜린과 세로토닌이 모두 관여를 합니다. 그래서 아세틸콜린과 세로토닌 둘 중 한 가지만 유지가 잘되면 치매를 예방할 수가 있다고 하니까요, 치매 예방에 참고하시면 좋겠습니다.

또 아세틸콜린은 근육을 흥분시키는 작용이 있습니다. 심장을 제외한 모든 근육을 흥분시켜서 병적으로 복통이나 구토를 유발하기도 하고 심장을 억제해서 심장마비를 유발할 수도 있습니다. 독가스로 유명한 사린가스가 이 아세틸콜린의 재흡수를 방해해서 심장마비를 유발합니다.

가바는 위에서 말한 신경전달 물질들과는 정반대의 기능이 있습니다. 신경의 흥분을 억제합니다. 너무나 흥분하고 즐겁고 쾌락만 추구하다 보면 몸과 마음이 과다소모 되는데요. 이것을 막아주는 신경전달 물질이 가바입니다.

인체의 모든 기능이 그렇지만 너무 과해도 좋지 않고 너무 부족해도 문제가 됩니다. 가바가 너무 넘치면 인체의 활력이 떨어집니다. 그래서 균형이 중요하죠.

파킨슨병에서 도파민이 감소하면 상대적으로 아세틸콜린이 증가하기 때문에 근육의 떨림을 발생합니다. 또 아세틸콜린이 감소하면 기억력만 떨어지는 것이 아니라, 상대적으로 증가한 도파민 때문에 신경이 과흥분 양상을 보이게 됩니다.

반대로 교감신경의 과흥분으로 도파민이 증가하면 상대적으로 아세틸콜린이 감소해서 기억력이 떨어지게 됩니다.

세로토닌이 증가하면 상대적으로 도파민이 감소해서 근육의 떨림이 증가하는 파킨슨병의 증상이 나타나기도 하죠. 우울증약을 장복하면 세로토닌이 증가해서 상대적으로 도파민이 감소합니다. 그래서 우울증 약을 장복하시는 분들에게 활력이 감소하고 근육의 떨림이 증가하게 되는 것입니다.

모든 것이 상대적이죠. 신경전달 물질은 어느 한 가지 물질이 더 좋고 나쁘고가 없습니다. 서로 균형과 견제가 이루어질 때 가장 건강한 상태가 되는 것입니다. 제가 이렇게 장황하게 뇌에서 분비되는 신경전달 물질에 대해서 말씀드리는 이유는 모든 사람의 보이지 않는 삶의 목표가 쾌락 추구에 있다는 것을 알려드리고자 하는 것입니다.

사람은 누구나 사는 목적이 무엇이든 간에 더 행복하고 더 즐겁고 더 걱정 없이 살고 싶어 한다는 것입니다. 사람이 더 행복하고 즐겁고 걱정 없는 상태가 되는 것은 그 방법이 무엇이든 간에 뇌에서 아드레날린 세로토닌 도파민 아세틸콜린이 더 분비되기 때문입니다.

사실 이 신경전달물질들 각각의 작용이 조금씩 차이가 있기는 하지만 이 물질들의 궁극적인 목표는 신경을 흥분시키는 것입니다.(가바는 제외) 세로토닌이 행복한 물질이 아니라 세로토닌이 신경을 흥분시켜서 사람이 행복해지는 것이죠.

도박하거나 폭력을 행사하거나 운동을 하거나 게임을 하거나 연애를 하거나 여행을 하거나 쇼핑을 하거나 연구를 하거나 뭔가 자신의 관심을 유도하고 흥분시키는 상황에 있을 때 이런 신경전달 물질이 분비되어 나오는 것입니다.

이 부분이 중요합니다. 이 부분을 기억하십시오. 세로토닌이 나와서, 도파민이 나와서 행복하고 흥분되는 것이 아닙니다. 내가 뭔가 재미있고 흥미롭고 자극적인 일을 하고 있어서 신경전달 물질이 분비되어 나오는 것입니다.

그런데 사람들은 대개 반대로 생각을 합니다. 세로토닌이 부족해서 우울하고 도파민이 부족해서 의욕이 없는 거야 그래 세로토닌을 먹자 도파민은 먹자. 이렇게 말합니다.

뭔가를 먹어서 해결될 일이면 애초에 질병이 생기지 않았을 것입니다. 저는 강력히 주장합니다. 세로토닌 도파민 아세틸콜린 아드레날린이 나올 일과 행동을 하셔야 한다는 것입니다.

도박이나 폭력 외도 게임 중독 같은 짜릿하지만, 인생을 망치는 일은 피하시고 운동, 여행, 취미 생활, 봉사 등 뭔가 나를 흥분시키고 즐겁게 하고 미소 짓게 하는 일을 끊임없이 만들어서 쾌락을 추구하라는 것입니다. 이것이 인생을 의미 있게 만들고 사는 목적을 정당화 할 수 있는 유일한 방법이라는 것을 말씀드리고 싶습니다.

공황장애와 우울증

독자 여러분은 공황발작을 경험해 보신 적 있으신가요? 갑자기 숨이 막히고 심장이 마구 뛰고 어지러워서 쓰러질 것 같고 손발이 마비되거나 생각이 사라져서 어쩔 줄 모르게 되면 정말 그때의 공포감은 이루 말로 표현할 수가 없습니다.

그냥 한마디로 죽을 것 같은 공포감에 사로잡히게 됩니다. 공황장애 환자분들이 경험하는 증상 중에 가장 많은 것이 죽을 것 같다는 것인데요. 숨이 막히고 기운이 빠지면서 주저앉을 것 같고 내가 금방 죽을 것 같은 공포가 밀려온다고 합니다.

불안증과 공황장애는 사실상 같은 질환입니다. 불안할 때 심장이 뛰고 어지럽고 얼굴도 달아오르고 호흡도 가빠지고 합니다. 그 증상이 공황장애와 거의 같죠. 그런데 공황장애에는 있고 불안증에는 없는 것이 하나 있습니다.

바로 죽음에 대한 공포입니다. 그래서 공황장애 환자는 절대 자살을 시도하지 않습니다. 죽을까 봐 두려워서 병원 응급실을 가죠. 죽음을 극도로 두려워해서 병이 생겼는데 자살할 수가 없는 것입니다.

자살을 생각하는 질환은 우울증입니다. 공황장애가 뇌 기능이 과흥분된 상태에서 나타나는 질환이라면 우울증은 뇌 기능이 너무 약해져서 오는 질환입니다. 이것도 하기 싫고 저것도 하기 싫고, 무엇을 보아도 들어도 해도 흥미를 느끼지 못합니다.

그냥 사는 것이 아무 의미가 없는 것입니다. 사는 것이 의미가 없으면 곧 죽음을 생각하게 됩니다. 생명력이 꺼지는 것이죠.

버킷리스트라고 들어보셨나요? 죽기 전에 꼭 해보고 싶은 것들의 목록입니다. 유럽 여행, 남미 여행도 가고 싶고, 크루즈 여행도 가고 싶고, 스카이다이빙도 해보고 싶고, 깊은 바닷속 구경도 하고 싶고, 진정한 사랑을 만나서 진한 사랑도 하고 싶고 등등 사람마다 하고 싶은 일들이 아주 다양합니다.

이렇게 뭔가 해보고 싶은 것이 있다는 것은 뇌가 아직 살아 있다는 것을 뜻합니다. 우리의 뇌가 아주 활발하게 움직이고 있는 것이죠. 뇌는 활발하게 움직일 때 제 기능을 발휘합니다. 오감을 통해서 외부 자극을 느끼고 그것을 분석하고 저장하고 각색한 다음에 반응을 만들어내는 것이죠. 그래서 웃고 울고 말하고 느끼고 달리게 됩니다.

이런 일련의 과정이 지속해서 원활하게 잘 이루어질 때 사람은 건강한 상태입니다. 그런데 이런 뇌의 활동 과정이 너무 과항진 되어 있거나 너무 억제되어 있으면 질병이 되는 것이죠.

뇌 기능이 너무 과항진된 상태에서 공황 발작이 일어납니다. 사람이 불안하면 교감신경이 과흥분하게 되는데요. 현재 직면한 위기를 극복하기 위해서 자율신경계의 교감신경이 과흥분하는 거죠.

죽음을 부를지도 모르는 어떤 자극이 가해지면 우리는 그것을 피해서 달아나거나 맞서 싸우거나 해야 합니다. 그래서 인체 에너지 수준을 높입니다. 심장을 막 뛰게 해서 뇌와 근육으로 혈액을 밀어 보내고 호흡을 거칠게 쉬어서 산소 공급량을 늘리고 에너지 생산량을 높이는 거죠.

반대로 뇌 기능이 너무 약해지면 우울증 상태가 됩니다. 오감을 통해서 들어오는 외부 자극이 전혀 뇌를 움직이지 못하는 거죠. 흥미가 없어집니다. 뇌 기능이 떨어지니까 온몸의 장기 기능도 함께 떨어집니다. 심장도 약해지고 위도 약해지고 근육도 약해집니다. 심장의 펌프질이 약해지면 가장 먼저 혈액의 공급이 줄어들기 때문에 피로감이 증가합니다.

몸이 천근만근 무거워집니다. 또 혈액이 순환해야 노폐물이 제거되는데요. 이게 되질 않으니 온몸에 통증이 증가합니다.

조금만 부딪혀도 굉장히 아프고 조금만 움직여도 통증이 아주 심하게 옵니다. 위장이 멈추어 버리니 입맛이 떨어지고 소화도 되지 않습니다. 음식을 잘 먹지 못하게 되면 에너지 생산량은 더 떨어져서 몸에 기운은 더 빠지고 무기력해지는 악순환에 빠지게 되고 뇌 신경도 에너지 공급이 줄어들면 기능이 더 떨어져 버립니다. 그래서 기억력 인지력 판단력도 함께 떨어지는 거죠.

이것도 하기 싫고 저것도 하기 싫고 이것도 잘 안 되고 저것도 잘 안 됩니다. 그냥 내가 아무 쓸모없는 것 같고 죽고만 싶어집니다. 그래서 공황장애를 앓고 있는 사람은 자살을 시도하지 않는 것이고 우울증을 앓고 있는 사람은 늘 죽고 싶은 것입니다.

그런데 공황장애 환자 중에서도 죽고 싶다는 분들이 계십니다. 공황장애가 있으면 죽기 싫은 것인데 왜 죽고 싶다는 걸까요? 그것은 공황장애 환자의 약 50% 정도가 우울증을 함께 가지고 있기 때문입니다.

죽기 싫은 것과 죽고 싶은 것이 함께 공존한다는 것이 아이러니합니다. 인간의 뇌가 그만큼 복잡하기 때문에 생기는 현상입니다. 공황장애를 오래 앓다 보면 사람이 지치게 됩니다. 너무 두렵고 힘들고 아무리 치료를 해도 잘 낫지 않고 하다 보면 누구나 지치게 되죠.

또 처음 느꼈던 공황장애의 죽음에 대한 공포감만큼 병이 잘 낫지 않고 있는 현실에 대한 좌절감이 우울증을 만들어냅니다. 그래서 죽을 것 같은 공포와 죽고 싶은 좌절감이 공존하게 되는 것이죠.

공황장애와 우울증을 앓고 있는 환자분들이 치료하기 위해서 아주 많은 노력을 합니다. 안 해본 것이 없다고들 하십니다. 정신과 약도 먹어보고 한약도 먹어보고 비타민도 먹고 온갖 식이요법도 하십니다.

우울증 환자보다 공황장애와 불안증 환자분들이 치료에는 더 적극적입니다. 우울증 환자분들은 치료에 상대적으로 좀 소극적이죠. 왜냐하면 치료도 하기 싫은 것이고 또 몸의 기능이 아주 약해져 있는 경우가 많기 때문에 약물이 효과를 잘 내지 못하는 경우도 많고, 위장이 약해서 음식을 잘 먹지 못하기 때문에 회복도 느린 경우가 많습니다.

그런데 공황장애 환자들은 잘 낫지는 않지만, 치료를 아주 적극적으로 합니다. 죽으면 안 되기 때문이죠. 또 건강염려증 환자분들이 불안증이나 공황장애를 겪고 있는 경우가 많습니다. 내 몸에 조금만 이상이 생기면 이것이 커져서 암이 될까 두렵고 낫지 않는 병일까 두렵기 때문입니다. 그래서 치료에 더 적극적으로 됩니다.

공황장애와 우울증 치료에 약물치료나 식이요법이 크게 효과가 없습니다. 처음에는 반짝하다가 늘 그 자리로 돌아옵니다. 왜냐하면 뭘 먹어서 공황장애와 우울증을 치료할 수 없기 때문입니다. 둘 다 우리 뇌의 상태가 변한 것이기 때문에 뇌의 상태를 정상으로 되돌려야 하는데 그게 약물로 고치기가 쉽지 않은 것이죠.

공황발작 상태는 뇌가 과흥분된 상태입니다. 컴퓨터를 사용하다 보면 CPU가 과열될 때가 있습니다. 고사양 게임을 돌린다든지, 여러 가지 프로그램을 한꺼번에 작동을 시키면 컴퓨터가 과열되면서 오작동을 일으킵니다.

그처럼 사람의 뇌도 너무 흥분하게 되면 오작동을 일으킵니다. 한꺼번에 여러 가지 기능이 모두 작동하면서 오히려 아무것도 할 수 없게 되고 아무런 생각도 할 수 없는 상태가 되어버리는 것이죠.

뇌는 예측을 위한 장기라고 제가 여러 번 말씀드렸습니다. 우리는 축구공이 날아오는 방향을 예측하고 비가 오면 옷이 젖는다는 것을 알고 밥을 먹으면 배가 부르다는 것을 알고, 내일 아침이면 해가 다시 뜬다는 것을 압니다. 이것이 예측기능입니다.

아무 생각 없이 앞만 보고 운전을 할 수 있는 것이 모두 예측 기능이 잘 작동하기 때문입니다. 그런데 공황 발작으로 뇌 신경이 과흥분되어 버리면 이런 예측 기능이 작동을 멈추어 버립니다.

그래서 무슨 일이 일어날지 전혀 예측되지 않기 때문에 불안해지고 공포감에 휩싸이고 죽을 것 같은 느낌이 드는 것이죠.

우울증은 정반대의 상태가 됩니다. 뇌의 기능이 축소되어버리는 거죠. 출력이 약한 자동차를 타고 아무리 악셀을 밟아도 차가 속력이 나지 않는 것처럼 말입니다. 뇌 기능이 약해져 있어서 생각도 잘 나지 않고 온몸의 장기가 활성화되지 않습니다.

근육이 활성화되지 않으니까 움직일 수가 없고 심장이 활성화되지 않으니 피가 돌지 않고 위장이 활성화되지 않으니 입맛이 없고 소화가 안 되는 것입니다. 이렇게 기능이 모두 떨어지면 좌절감이 생깁니다.

이대로는 살 수 없고 이것이 곧 죽음으로 귀착됩니다. 죽어야겠다는 생각이 드는 것이죠. 한마디로 생명력이 꺼져가고 있는 것입니다.

공황장애나 우울증이나 공통으로 뇌 기능에 이상이 발생한 것이기 때문에 치료를 위해서는 뇌 기능을 조절해 주는 것이 아주 중요합니다.

공황장애는 너무 흥분된 뇌를 진정시킬 필요가 있고 우울증은 너무 약해진 뇌 기능을 자극해 줄 필요가 있는 것입니다.

그래서 가장 필요한 것이 운동입니다. 공황장애는 뇌가 흥분되어 있는데 또 뇌를 흥분시키는 운동을 하라고요? 네, 그렇습니다. 처음부터 너무 과격한 운동을 할 필요는 없지만, 운동이 필요합니다.

운동을 통해서 두 가지 효과를 기대할 수가 있습니다. **첫째는 운동이 뇌의 예측 기능을 살려 줍니다.** 달리기하면서 넘어지지 않도록 발의 움직임을 조절하고, 축구를 하면서 공의 궤적을 쫓아가고, 탁구를 하면서 상대방 서브가 회전인지 무회전 인지를 예상하고, 골프를 하면서 어떤 클럽으로 공을 쳐야 어느 정도의 거리를 날아갈지 계산을 하다 보면 뇌의 예측 기능이 살아날 수 있죠.

이렇게 조금씩 조금씩 하나하나 예측 기능을 살리다 보면 순간순간 맞이하는 환경변화에 뇌가 적응을 할 수 있게 되는 것입니다.

두 번째 효과는 생명력의 복원입니다.
스포츠는 대개 경쟁심을 유발하고 또 극도의 흥분을 유발하는데요. 이런 경쟁심이 바로 생명력입니다. 내가 너를 이기고 앞으로 나가야겠다는 생각이 바로 원초적인 생명력입니다. 생존에 관한 것입니다.

그리고 인위적인 극도의 흥분은 카타르시스 효과를 냅니다. 내가 제어할 수 없는, 어쩔 수 없는 환경의 영향으로 공포심을 느끼는 것은 죽음에 대한 공포를 만들어 내지만, 내가 스스로 운동을 통해서 만들어낸

흥분은 공포에 대한 뇌의 적응력과 저항력을 길러줍니다.

우울증의 치료를 위해서도 운동이 꼭 필요합니다. 뇌 기능이 떨어져서 아무것도 할 수 없고 아무것도 잘 기능하지 않는 상태에서 뇌 기능을 자극할 방법은 크게 3가지 정도입니다.

근육을 움직이는 운동이 있고, 책을 읽고 공부를 하는 방법이 있고, 영화나 음악을 듣는 것 같이 취미생활을 하면서 뇌 신경을 자극하는 방법이 있습니다. 이 중에서 가장 강력하고 효과적인 방법이 운동입니다.

운동을 통해서 심장 박동을 촉진하고 폐활량을 늘리고 근육량을 늘려 가는 과정에서 뇌 신경이 가장 활발해집니다. 저는 올림픽에서 금메달을 딴 사람과 학문 연구 학술 연구를 통해서 노벨상을 받은 사람의 인간적 완성도가 거의 같다고 봅니다.

둘 다 인간적 뇌의 완성도가 최고인 거죠. 특히 우울증은 모든 기능이 약해져 있어서 운동으로 그 기능들을 자극하지 않으면 정상화되기가 힘듭니다. 그래서 뇌의 완성도를 올리려면 공부를 하거나 운동을 하는 것이 가장 좋습니다. 그런데 공부를 해서 뇌의 기능을 단기간에 올리는 것이 아주 힘듭니다. 그래서 운동하는 것이 뇌 기능을 정상화하는 데 더 도움이 되는 것입니다.

특히 우울증은 모든 기능이 약해져 있기 때문에 운동으로 그 기능들을 자극하지 않으면 정상화되기 힘듭니다. 만약에 공부를 한다면 그 자기개발서 같은 것을 꾸준히 소리 내서 읽는 것이 좋습니다. 자기개발서의 내용을 보면 다 아는 이야기들입니다. "하면 된다. 옆집 순이도 했는데, 너가 안될 이유가 없다. 안되면 될 때까지 해라"와 같은 아주 아주 진부한 내용이지만, 이것을 반복적으로 보고 읽게 되면 뇌 기능을 활성화하는 데 아주 큰 효과가 있습니다.

아무것도 아닌 것 같지만 "할 수 있다. 할 수 있다."를 반복하면 뇌 기능이 살아나는 경우가 아주 많습니다. 뇌 기능이 한편으로는 아주 단순하기 때문입니다.

그리고 다른 사람들의 우울증, 공황장애 극복 사례들도 보시면 좋습니다. 용기를 얻을 수 있기 때문이죠. 이런 식의 공부가 도움이 많이 됩니다.

보통 공황장애나 우울증을 앓다 보면 그런 용기가 사라져버립니다. 하지만 조금이라도 그런 용기가 생기기 시작하면 뇌 기능의 활성화가 연쇄적으로 촉발되어서 일어납니다.

운동해야 하는데, 운동을 쉽게 할 수 없는 문제점이 하나 있습니다. 환자의 뇌 기능뿐만 아니라, 몸의 다른 모든 기능이 약해져 있기 때문입니다. 거의 다장기부전에 가깝습니다. 안 그래도 여기저기 아프고 조금만 움직여도 몸살이 나고 숨차고 머리가 아픈데 어떻게 운동을 하냐고들 하십니다. 사실 이 부분이 가장 힘듭니다.

하지만, 질병을 치료하기 위해서는 약간의 노력이 필요합니다. 허리가 아프고 무릎이 아프고 숨이 차고 몸살이 나도 운동을 시작하셔야 합니다. 통증은 좀 참아야 치료를 할 수 있습니다. 한 가지는 포기해야 다른 것을 얻을 수 있기 때문입니다.

운동하다 너무 아파서 몸살이 나면 며칠 쉬다 또 시작하는 것이 중요합니다. 한 번에 마라톤을 완주할 필요는 없습니다. 5분 10분씩 시간을 늘려나가는 것이 중요하고 꾸준하게 포기하지 않고 하는 것이 중요합니다.

운동은 우리의 생명력을 길러주는 가장 효과적인 방법입니다. 공황장애 우울증 없는 행복하고 건강한 미래 꼭 만드시길 기원합니다.

치매 예방(1)

나이가 들면서 음식을 더 짜고 더 맵게 먹고 있는 나 자신을 발견할 때가 있습니다. 뭔가 음식이 예전보다 싱겁고 밍밍한 느낌이 들어서 소금을 더 치고 고춧가루를 더 넣고, 커피도 더 진하게 먹고 술도 이것저것 섞어서 먹습니다.

왜 그런 걸까요? 그 이유는 혀가 침침해지기 때문인데요. 눈이 침침해지면 사물이 잘 보이지 않는 것처럼 혀도 침침해지면 맛을 잘 못 느끼게 됩니다. 그래서 더 자극적으로 먹어야 맛이 느껴지는 것이죠.

귀도 마찬가지입니다. 나이가 들수록 잘 들리지 않게 됩니다. 더 크게 말해야 알아듣죠. 사람의 신경이 그렇습니다. 노화가 진행되면 그 기능이 떨어집니다. 그래서 눈도 잘 안 보이고 귀도 잘 안 들리고 혀도 침침해집니다.

운동신경도 떨어지죠. 예전에는 잘 되던 움직임이 점점 둔해집니다. 특히 운전 능력이 떨어집니다. 주차실력이 예전만 못해지고, 길눈도 자꾸 어두워지고, 목적지를 잘 찾지 못하게 됩니다.

사람 인생의 정점은 20대 후반입니다. 20대 후반 30대 초반까지는 모든 것이 순조롭죠. 몸도 가볍고 머리도 잘 돌아갑니다. 가장 인간적이고 동물적이고 원초적인 이유 때문인데요. 2세를 낳아서 길러야 하기 때문입니다.

2세를 낳을 때까지만 하느님이 보증해주시는 거죠. 그 이후가 되면 이제 몸은 쇠퇴의 길로 접어듭니다. 누구나 그렇습니다. 대통령도 그렇고, 농사꾼도 그렇고, 인기 배우도 그렇고, 왕년의 최고 운동선수도 그렇습니다. 아주 평등한 자연의 섭리입니다.

사람은 몸이라는 하드웨어와 정신이라는 소프트웨어로 구성되어 있습니다. 근육과 뼈로 된 하드웨어도 중요하고, 신경으로 된 소프트웨어, 뇌도 중요합니다.

근육이 없고 뼈가 약하면 움직일 수가 없습니다. 심폐기능이 약하면 아무리 근육이 많아도 제대로 움직일 수 없죠. 그리고 뇌가 정상적으로 작동하지 않으면 정확한 움직임을 만들어 낼 수 없고, 사고작용이 제대로 작동할 수 없습니다.

치매라는 것은 우리 몸의 움직임을 제어하는 운동 능력과 생각의 흐름을 제어하는 사고 능력이 모두 퇴화하는 것을 말합니다.

사실 파킨슨병이 오면 운동 능력이 먼저 현저하게 나빠지지만, 치매는 운동과 사고 능력이 동시에 나빠지는 경우가 많습니다.

뇌 손상이 광범위하게 오기 때문입니다. 뇌에 염증이 생기거나 괴사가 일어나거나 하는 것은 아닙니다. 뇌세포의 숫자가 줄어들어서 발생하는 것이죠. 근육이 줄어들고 관절이 손상되면 운동 능력이 떨어집니다. 뇌세포가 줄어들고 뇌 기능이 떨어져도 운동능력이 떨어집니다.

날아오는 공을 정확하게 치거나 피할 수 없게 되는 것이죠. 특히 사고능력이 떨어지면 인지력이 감퇴합니다. 뭔가를 예측하거나 추론하는 능력이 사라지고 기억력도 현저히 떨어져 버립니다. 그래서 결국에는 나 자신을 잃어버리게 되는 거죠.

사람이 늙는 것은 피할 수 없습니다. 자연의 섭리입니다. 하지만 덜 아프고 좀 더 느리게 노화가 진행되도록 할 수만 있다면 그게 최선인 거죠.

건강하다는 것이 전혀 아프지 않다는 것을 말하는 것이 아닙니다. 내 또래의 동년배들보다 덜 아프고, 더 빨리 회복되고, 조금 더 오래 사는 것이 건강한 겁니다.

그렇게 하기 위해서는 부단한 노력이 필요합니다. 타고나지 않은 이상 말입니다. 그래서 사는 동안 뭔가를 끊임없이 해야만 합니다. 인생이 참 어렵죠. 아무것도 하지 않으면 점점 더 뒤로 밀려납니다.

끊임없이 뭔가를 해야 겨우 그 자리에 서 있을 수 있습니다. 사업도 그렇고 연애도 그렇고 공부도 그렇고, 건강도 그렇습니다.

치매를 예방하기 위해서 사람들이 가장 먼저 찾는 것이 음식입니다. 과일과 채소 콩류 통곡물이 많이 포함된 식단이 뇌 건강에 좋다고 알려져 있습니다.

하버드대 의과대학이 '하버드 헬스퍼블리싱'에서 뇌 건강에 좋은 음식 5가지를 소개했는데요. 시금치 브로콜리 케일 같은 녹색 잎채소와 오메가 3가 풍부한 생선이 좋다고 합니다.

녹황색 채소에는 비타민 K와 루테인 엽산 베타카로틴 같은 항산화 성분이 많고, 연어 대구 고등어 정어리 같은 지방이 풍부한 생선에 포함된 불포화지방산인 오메가 3가 뇌세포를 파괴하는 베타 아밀로이드의 수치를 낮추어 준다고 합니다.

베리류도 추천하는데요. 스트로베리나 블루베리 라즈베리 등 베리류와 포도주에 들어 있는 레스베라트롤 성분이 기억력 향상에 도움이 됩니다.

녹차나 커피에 들어 있는 카페인은 단기간의 집중력 향상에 도움이 됩니다. 뇌 신경을 흥분시키기 때문이죠. 대신 과다 복용을 하면 오히려 뇌 신경의 피로도가 증가해서 두통이나 짜증, 우울감의 원인이 되고, 뇌세포의 파괴도 빨라질 수 있습니다.

호두도 기억력 향상에 도움을 준다고 널리 알려져 있습니다. 미국 UCLA 대학의 연구팀 발표에 따르면 호두에 포함된 알파-리놀렌산이 인지력을 향상하고 동맥을 보호하고 혈압을 낮춰서 심혈관질환과 치매 예방에 동시에 도움이 된다고 합니다.

또 다른 연구에 따르면 지중해식 식단이 치매 예방에 효과가 있다고 하는데요. 미국 러시대학교 의료센터가 진행한 연구에 따르면 지중해식 식단만으로도 알츠하이머 치매의 위험을 54%나 줄여준다고 합니다.

또 키토제닉 식단도 치매 예방에 도움이 됩니다. 플로리다 대학교 신경과학 연구팀의 연구 논문에 의하면 탄수화물의 섭취를 줄이고 지방식을 늘린 키토제닉 식단이 인지능력을 개선하는 효과가 있다고 합니다. 원래 키토제닉 식단은 뇌종양 치료를 위해 고안된 식단으로 뇌 기능과 관련이 깊습니다.

좋은 음식을 많이 먹는 것만큼 나쁜 음식을 피하는 것도 중요합니다. 아무리 좋은 음식 많이 먹더라도 음주와 흡연을 피하지 못한다면 치매 예방은 모래성이 될 뿐이라는 점 꼭 명심하시길 부탁드립니다.

치매 예방에 음식보다 사실 더 중요한 것이 운동입니다. 예전에는 나이가 들면 뇌 신경이 계속 감소하기만 하고 더 재생이 되지 않는다고 알려져 있었습니다.

그런데 최근의 많은 연구는 뇌 신경이 전체적인 숫자는 줄어들지라도 새로운 세포는 죽을 때까지 끊임없이 생겨난다고 말하고 있습니다.

이렇게 새로운 세포가 생겨날 때 가장 중요한 것이 운동입니다. 영국 케임브리지대학교의 연구팀은 쥐를 두 그룹으로 나누고 한 그룹은 운동을 전혀 시키지 않고, 또 다른 그룹은 매일 달리기를 시켰는데요.

그 결과 달리기를 한 쥐들이 기억력 테스트에서 거의 2배나 높은 성공률을 보였다고 합니다. 대신에 운동하지 않은 쥐들은 날이 갈수록 기억력이 떨어져서 테스트 성적이 점점 나빠진 결과를 보여 대조를 보였고요.

달리기와 같은 유산소 운동이 신경세포가 모여 있는 뇌 회백질의 성장을 촉발했기 때문이라고 밝히면서 운동을 통해서 혈액의 순환이 좋아지고 호르몬 수치가 증가했기 때문에 뇌세포의 증식이 더 촉진된 것으로 추측했습니다.

용불용설이라고 기억나시나요? 학교 때 생물 시간에 배운 내용입니다. 다윈의 진화설과는 완전히 다른 내용입니다. 라마르크의 용불용설은 우리 몸의 기관은 쓰면 쓸수록 더 기능이 좋아진다고 말하고 있습니다. 반대로 쓰지 않는 기관은 퇴화한다는 말이기도 하고요.

운동을 통해서 근육을 움직이지 않으면 근육의 위축이 오고 심폐기능이 약해지는 것처럼 뇌 신경도 위축되고 퇴화하고 약해집니다. 그래서 끊임없이 움직이는 것만이 치매를 예방하는 유일한 방법이라는 것을 말해줍니다.

여러분, 좋은 음식도 많이 드시고, 탁구 배드민턴 테니스 골프 수영 달리기 헬스 종목 가리지 마시고 끊임없는 운동으로 치매 없는 건강 100세 이루시길 기원합니다.

치매 예방(2)

치매를 예방하는 단 한 가지 음식, 치매는 경도인지장애 단계에서 예방해야 한다.

사람이 나이가 들면서 가장 두려워하는 질병 세 가지를 들라고 하면 아마도 뇌혈관 질환, 암, 치매일 것 같습니다.

2019년 사망원인 통계를 보면 암이 1위고요, 심장질환이 2위, 폐렴이 3위를 기록했고, 알츠하이머 치매는 7위를 차지하고 있습니다. 알츠하이머 치매의 경우, 2009년 13위에서 2019년 7위로 꾸준히 순위가 상승하고 있습니다.

암이나 심장질환 등 질환은 조기 발견 시 치료 효과가 아주 높은 편이고, 또 단계별로 여러 가지 치료법이 마련되어 있어서 그나마 믿을 만한 구석이 있는 편입니다. 하지만 치매는 조기 발견이 힘들고 이미 증상이 나타나기 시작할 때는 질병이 꽤 진행된 경우가 많아서 치료가 상당히 힘든 편입니다.

그래서 이 장에서는 치매의 예방에 대해서 한번 알아보려고 합니다. 암성질환과 마찬가지로 치매는 이미 진행된 질병을 치료하는 것보다 미리미리 예방하는 것이 훨씬 효과적이기 때문이죠. 또 치매는 암보다 더 치료법이 부족한 것이 사실이라 예방에 더욱 힘써야 합니다.

치매의 가장 초기 증상을 경도인지장애라고 합니다. 경도인지장애는 기억력이나 기타 인지기능의 저하가 객관적인 검사에서 확인될 정도로 뚜렷하게 감퇴한 상태를 말합니다. 대신 일상생활을 수행하는 능력은 보존되어 있어서 아직은 치매로 진단받을 정도가 아닌 상태를 의미하죠.

경도인지장애의 첫 번째 특징은 기억력 감소와 함께 명백한 인지기능 저하가 나타난다는 것입니다. 일상생활 동작과 기능 수준은 대체로 정상적입니다. 그런데, 도구를 사용할 때, 큰 불편을 호소하게 됩니다.

특히 운전 능력이 급격히 떨어집니다. 목표한 진입로를 자꾸만 놓친다든지, 주차 실력이 예전만 못해지는 경험을 자주 하게 되죠.

이와 더불어 불쾌감, 무감동(감동이 생기지 않는 상태), 무표정(표정이 굳어집니다), 이자극성(이상한 감각들이 느껴집니다. 피부의 이상 감각이라든지, 귀에서 잡음이 크게 들리는 이명도 생길 수 있습니다.) 불안감의 증가 등의 증상이 흔히 동반되고 심한 형태의 망상이나 환청을 호소하기도 합니다. 또 상지보다는 하지 기능의 저하와 운동장애가 자주 나타나게 됩니다.

경도인지장애가 있으면 매년 약 10~15%가 치매로 진행된다고 합니다. 경도인지장애가 보이는 정도의 상태일 때, 치료 효과를 극대화 할 수 있기 때문에 임상적으로 아주 중요한 시기가 됩니다.

그래서 이때, 경도인지장애가 막 생겨나고 있을 때 적극적으로 예방과 치료에 임하는 것이 치매의 예방과 치료에 아주 중요합니다.

경도인지장애를 극복하고 치매를 예방하는 방법을 크게 두 가지로 말씀드리면 하나는 운동이고, 다른 하나는 음식입니다.

운동은 특별히 다른 말씀 드리지 않더라도 누구나 알고 계신 내용인데요. 끊임없이 움직이는 것만이 신경의 노화를 막고 새로운 신경의 재생을 도울 수 있습니다.

사람이 나이가 들면서 뇌세포의 총 숫자는 끊임없이 줄어듭니다. 하지만 새로운 뇌 신경세포도 끊임없이 자란다는 사실을 기억하시고, 끊임없는 운동으로 건강한 뇌 신경의 재생을 돕고, 기능을 유지하셔야 합니다.

운동은 숨차고 땀나는 모든 운동이 도움이 됩니다. 특히 탁구 테니스 배드민턴 골프 같은 도구를 사용하는 운동이 뇌 신경의 활성화에 조금 더 도움이 된다는 사실도 잊지 마시고요.

두 번째로 음식입니다.
사람은 어제 먹은 음식이 오늘의 나를 만듭니다. 환자분들과 식생활

상담을 하다 보면, "원장님은 내가 좋아하는 음식만 못 먹게 하네요."하는 대답을 자주 듣게 됩니다. 나에게 잘 맞는 음식이 입맛에 맞아서 꾸준히 드신 분은 건강하게 살게 되는 것이고요. 대신 내가 좋아하는 음식이 죄다 나의 몸과는 맞지 않을 때에는 자신도 모르게 질병이 몸속에서 자라게 되는 것이죠.

미국 국립보건원(NIH) 연구진의 조사에 따르면 인지력 감퇴와 인지력 장애를 막는 데 **가장 효과가 있는 식품이 생선이라고 합니다**. 이들 연구진은 10년 동안 성인 8,000명의 식습관을 추적 조사한 결과, 고등어, 도다리, 메기, 대구, 연어, 정어리, 홍어, 송어 등 다양한 생선을 일주일에 두세 번 이상 먹은 사람들이 인지력 감퇴를 막는 데 가장 큰 역할을 했다고 밝혔습니다.

인지력 감퇴는 시간과 함께 인지력이 떨어지는 상태를 말하는데요. 비슷한 나이의 친구들보다 인지력이 떨어지면 인지력 장애가 있다고 진단합니다.

연구진들이 밝힌 인지력 장애를 예방하는데, **두 번째로 좋은 음식은 채소라고 합니다**. 다만, 통곡물이나 올리브오일 등은 큰 효과가 없었다고 하고요. 대신 게, 가재, 새우 등 갑각류와 가리비 등 조개류도 도움이 된다고 보고하고 있습니다.

제 개인적 의견은 치매를 예방하는 데 있어서 좋은 음식을 먹는 것보다 운동하는 것이 훨씬 뇌 신경의 퇴화와 기능 저하를 예방하는 데 도움을 준다고 생각합니다. 절대 오래 앉아 있거나 누워 있지 마시고 끊임없이 움직이시기를 권장해 드립니다.

또 좋은 음식을 찾아 먹는 것보다 더 중요한 것이 나쁜 음식을 멀리 하는 것입니다. 술 담배 인스턴트 음식과 과식, 야식도 피하셔야 합니다. 또 빠지지 않는 것이 스트레스입니다. 스트레스는 뇌 신경을 직접 파괴하는 중요한 요인 중 하나입니다. 스트레스 적게 받도록 노력하시고, 받은 스트레스는 즉시즉시 풀 수 있도록 하셔야 합니다.

좋은 음식, 적당한 운동, 여유 있는 생활, 좀 더 긍정적인 생각으로 무장하시면 치매 없는 건강한 삶 누리시리라 믿습니다.

VII

치매 예방(3)

　사람이 살아있다는 것이 어떤 의미일까요? 도대체 왜 태어났고 왜 살고 왜 죽는지 이해가 안 될 때가 많습니다. 어쨌든 사람이 살아 있다는 것은 몸과 마음이 기능하고 있다는 것을 의미합니다.

　심장이 뛰고 있어야 사람이 살아 있는 것이고, 팔이나 다리는 없어도 사람이 죽지 않습니다. 내장기관에 조금 탈이 나도 사람이 죽지 않습니다. 뇌도 마찬가지입니다. 뇌가 진짜 중요한 것 같은데요. 실제로 뇌가 없어도 사람이 죽지는 않습니다. 뇌사상태가 그런 것이잖아요.

　하지만, 심장이 아무리 잘 뛰어도 뇌가 기능을 못 하면 사는게 사는 게 아닙니다. 사람이라는 존재를 완성하는 게 뇌이기 때문입니다. 뇌는 그 사람의 우주죠. 그 사람 존재 그 자체입니다. 우리가 생각하고 행동하는 게 모두 뇌의 기능에서 나오기 때문입니다.

　머리가 좋다는 것, 현명하다는 것, 운동을 잘한다는 것, 착하다는 것, 악하다는 것이 모두 뇌 기능에서 비롯됩니다. 그래서 뇌 기능이 망가지면 사람으로서의 가치가 떨어집니다. 그래서 우리가 치매를 두려워하는 거죠.

치매는 갑자기 오지 않습니다. 서서히 뇌 신경을 갉아 먹죠. 우리가 나이가 들어서 근력이 떨어지고, 운동신경이 약해지면, 예전처럼 몸이 잘 움직이질 않습니다. 근력만 떨어지는 것이 아니라 정확도도 떨어지고, 반응속도도 떨어집니다.

우리나라 노인 인구의 약 10분의 1이 치매 환자라는 통계가 나와 있습니다. 65세 이상 인구 약 70만 명이 치매를 앓고 있다고 합니다. 20대~40대 사이의 청년 치매 환자도 매년 증가하고 있다고 합니다. 그래서 미리미리 예방하고 관리하시는 것이 좋습니다.

치매는 일단 발병하면 치료가 어렵습니다. 뇌세포가 노화되어서 손상되고, 숫자가 이미 많이 줄어 있어서 회복이 거의 어렵습니다. 세계적으로 수많은 제약회사와 대학과 연구기관에서 치매 치료 약을 개발하고 있지만, 이것이 쉽지 않은 이유는 치매가 노화 과정 그 자체이기 때문입니다. 진시황이 불로초를 찾는 것과 같죠.

그래서 치매는 치료보다 예방이 더 중요합니다. 노년이 되면 근육 손실이 생긴다고 합니다. 그래서 미리미리 근육을 만들어 두어야 합니다. 치매도 마찬가지입니다. 뇌 신경의 손실이 쌓여서 발병하는 것이기 때문에 미리미리 뇌 신경의 손실을 줄여야 합니다.

뇌의 혈액순환을 좋게 하고, 스트레스도 받지 말아야 하는데요. 사실상 뇌 신경을 죽이는 가장 큰 원인이 스트레스입니다. 항상 좀 더 긍정적으로 살고, 용서하고, 웃고 그래야 하는 거죠.

뇌 신경을 살리는 방법 중에 가장 좋은 게 운동하는 겁니다. 운동신경이 발달하면 뇌 신경이 좀 더 활발해지죠. 그래서 항상 조금 더 움직이는 습관 만드시는 것이 좋습니다.

이 장에서는 뇌 신경을 살려주는 영양소 콜린에 대해 한번 알아보려고 합니다.

콜린은 세포 성장과 신진대사를 포함한 다양한 신체 기능을 지원하는 영양소입니다. 체내에서 소량 생성되기는 하지만, 대부분은 음식으로 섭취를 해야 합니다. 우리 몸의 모든 세포의 막을 구성하는 지방을 생성하는 일을 하고요. 엽산과 비타민 B12와 함께 유전자 발현에도 영향을 줍니다.

콜린은 아세틸콜린이라는 신경전달물질을 생성해서 뇌 기능뿐만 아니라 호흡과 심장의 기능 조절에도 관여합니다. 콜린은 특히 뇌세포 막에 많습니다. 뇌의 혈액순환에 관여해서 뇌 기능을 향상하고 치매를 예방합니다. 지방 대사에도 관여하므로 혈중 콜레스테롤 감소 효과도 있습니다.

콜린은 또 뇌의 면역세포인 소교세포의 지나친 활성을 억제합니다. 그래서 뇌에서 발생하는 노폐물을 청소하는 역할도 해줍니다. 소교세포가 지나치게 활동하면 뇌에 염증을 유발하기 때문입니다.

콜린이 부족해지면 심혈관 질환이 발생하고 비알콜성 지방간, 신경 손상, 근육 손상도 생깁니다. 결정적으로 알츠하이머치매가 유발됩니다.

콜린은 너무 많이 먹어도 해가 됩니다. 콜린을 과다 섭취하면 저혈압이나 과다 발한, 구토, 침을 질질 흘리게 되고, 간독성도 있습니다. 때로는 몸에서 비린내가 나기도 합니다. 콜린이 치매를 예방하는 데 중요한 이유는 아세틸콜린이라고 하는 신경전달물질의 원료이기 때문입니다.

신경전달물질은 신경과 신경 사이에 서로 신호를 주고받는 데 이용되는 물질입니다. 도파민과 세로토닌도 신경전달 물질입니다. 모두 신경을 흥분시키는 역할을 합니다. 신경이 막 흥분돼야 일을 제대로 하기 때문이죠.

근육이랑 같습니다. 근육이 흥분해서 활발하게 움직여야 운동이 잘 되잖아요. 대신 너무 운동을 많이 하면 근육 손상이 생깁니다. 뇌 신경도 너무 과하게 흥분하면 손상이 생깁니다.

아세틸콜린은 자율신경계와 중추신경계 모두에서 작용합니다. 심장을 제외한 모든 근육을 흥분시킵니다. 사린가스라고 들어 보셨죠? 예전에 일본에서 옴진리교 테러 사건이 있었는데요. 이때 지하철에 이 사린가스를 살포해서 많은 사람이 죽고 다친 사건이 있었습니다. 이 사린가스가 아세틸콜린의 재흡수를 방해해서 심장을 마비시키죠. 그래서 사람이 죽는 것입니다.

아세틸콜린은 미주신경에서도 방출됩니다. 심장을 억제해서 심장의 박동수를 낮추고 렘수면을 유도합니다. 적당하면 아주 좋죠. 너무 많으면 미주신경성 실신을 유도하기도 합니다.

도파민과 세로토닌도 신경전달물질이라고 했는데요. 도파민은 주로 강력한 흥분작용, 중독, 쾌락의 원천이 되고요. 세로토닌은 잔잔한 만족감을 줍니다. 그래서 도파민이 부족하면 파킨슨병, 세로토닌이 부족하면 우울증이 오는 것입니다.

아세틸콜린이 치매 예방에 중요한 이유는 기억세포를 활성화해서 기억력을 향상하기 때문입니다. 세로토닌도 기억력과 관련이 있는데요. 세로토닌이 부족해지면 우울증이 잘 생깁니다. 그래서 기억력이 떨어지고 치매로 발전하는 경우가 많습니다.

그래서 기억력향상과 치매 예방에 아세틸콜린과 세로토닌 둘 다 중요한 것이고, 어느 하나라도 활발해야 합니다.

콜린의 기억력 향상 효과는 유전된다는 연구 결과도 있습니다. 미국 애리조나 주립대학 연구소의 발표에 따르면 콜린이 신경독소로 작용하는 호모시스테인을 감소시켜서 치매를 예방하고, 고용량 콜린을 섭취한 쥐의 새끼들도 공간 기억능력이 개선되었다고 합니다.

이렇게 기억력을 개선하고 치매를 예방해주는 콜린이 아주 많이 함유된 음식이 바로 냉이입니다. 냉이는 봄나물의 대명사죠? 쌉쌀한 맛과 특유의 향이 우리 입맛을 사로잡습니다. 겨우내 움츠렸던 몸의 신진대사를 살려주는 대표적 음식입니다.

냉이는 단백질, 비타민이 풍부한 알칼리성 작물인데요. 비타민 A, B1, C가 풍부해서 원기를 돋우고, 피로회복과 춘곤증에 그만입니다. 칼슘과 칼륨, 인, 철 등 무기질 성분도 다양해서 지혈과 산후출혈 등에도 많이 처방됩니다.

냉이의 가장 중요한 성분이 콜린인데요. 치매 예방과 만성 염증을 치료하는데 효과가 큽니다. 냉이와 바지락을 함께 넣어서 된장국을 끓여 먹어도 좋습니다. 바지락에는 베타인이라는 영양소가 들어 있습니다. 그래서 콜린과 베타인을 함께 복용하면 폐암의 발생이 감소하는 효과가 있죠.

콜린은 쇠고기, 브로콜리, 견과류에도 많이 들어 있습니다. 콜린은 지질 성분이기 때문에 동물성 음식에 더 많이 들어 있습니다. 그래서 메추리알이나 마른오징어, 달걀노른자에 냉이보다 더 많이 들어 있죠. 함께 드시면 더욱더 좋겠습니다.

만성위염 환자분들이나 만성역류성식도염 환자분, 그리고 속 쓰림이 심하신 분들이 위산 분비 억제제인 'PPI 제제'를 많이 복용하시는데요. 스웨덴의 한 연구팀의 발표에 따르면 PPI를 장기간 복용하면 아세틸콜린의 합성이 감소한다고 합니다. 이 부분도 참고하세요.

감기와 알레르기약, 고혈압약 등 여러 가지 약물에 항콜린제가 함유되어 있습니다. 항콜린제가 아세틸콜린의 작용을 방해해서 건망증을 유발하고, 이러한 약물을 3년 이상 장기 복용 시에 치매 위험이 50%까지 증가한다고 하니까요. 복용에 주의하시기 바랍니다.

　냉이 무침, 냉이 가루, 냉이된장국 많이 드시고 건망증, 치매 걱정 날려 버리시기를 기원합니다.

2장

잘 알고 먹어야 보약

운동 전후 먹으면 좋은 음식과 나쁜 음식

우리가 몸이 불편하고 아파서 병원을 가면 항상 듣는 말이 있습니다. "운동하세요." 의사 선생님들이 자동으로 내뱉는 말이죠. 운동만 하면 모든 병이 다 나을까요? 그렇지는 않습니다.

운동한다고 해서 모든 병이 다 낫지는 않지만, 운동을 꾸준히 하면 조금 더 건강하게 사는 데는 분명히 도움이 됩니다. 반면에 운동하지 않으면 새로운 질병에 더 쉽게 걸리고, 이미 있는 질병은 더 악화한다고 보셔도 좋습니다.

그래서 운동은 득실을 따지지 말고 힘이 좀 들더라도 비가 오나 눈이 오나 그냥 밥 먹듯이 하는 것이 좋습니다. 우리가 밥은 매일 먹잖아요. 작년에 많이 먹었다고 해서 올해 덜먹어도 되는 게 아닙니다. 그냥 매일 먹어야 살 수 있는 거죠.

단식하더라도 잠시 며칠은 굶을 수 있습니다. 하지만 그 이상은 어렵죠. 운동도 마찬가지입니다. 매일 조금씩 해야 건강에 도움이 됩니다. 그냥 늘 해야 하는 거죠.

인간은 동물입니다. 동물은 움직여야 살 수 있습니다. 반면에 식물은 움직이지 않죠. 한자리에 뿌리를 내리고 삽니다. 그래서 식물은 신경이 없습니다. 뇌도 없고요.

사람은 신경도 있고 뇌도 있습니다. 이 신경과 뇌는 사실 움직임을 제어하는 장치입니다. 그래서 움직임이 없으면 필요가 없죠. 여러분 멍게 아시죠. 이 멍게는 동물입니다. 그런데 돌에 붙어서 살죠. 움직이지 않습니다. 그래서 멍게는 뇌가 없습니다.

그런데 말입니다. 멍게도 사실은 어린 유생 때는 뇌가 있었습니다. 알에서 깨서 평생 살 자리를 찾아 떠돌아다닐 때는 뇌가 있죠. 뇌가 있어야 움직일 수 있기 때문입니다. 자기가 평생 살 자리를 찾고 나면 뇌가 필요 없기 때문에 뇌를 녹여서 없애버립니다. 필요 없는 장기를 영양분으로 재활용하는 것이죠.

사람도 마찬가지입니다. 활발하게 움직일 때는 신경과 뇌가 덩달아 활발해지고 기능이 향상됩니다. 그런데, 사람이 움직이지 않고 누워만 있으면 어떻게 될까요? 멍게 사람이 되는 겁니다. 뇌가 점점 위축이 옵니다. 뇌가 위축되면 기억력도 떨어지고 인지력도 떨어지고 운동능력도 떨어집니다. 그래서 치매나 파킨슨병이 더 빨리 찾아올 수 있습니다. 움직이지 않으니까 인체가 뇌를 녹여서 영양분으로 써버리는 거죠.

뇌는 또 예측을 위한 기관이기도 합니다. 운동에서 제일 중요한 것이 예측기능입니다. 저기 멀리서 날아오는 야구공이 내 쪽으로 오는지 다른 쪽으로 날아가는지 눈으로 보고 예측하는 게 뇌입니다. 야구공이 내

쪽으로 오면 피해야 하고, 반대쪽으로 가고 있으면 피할 필요가 없습니다. 이런 것을 판단하는 것이 뇌입니다.

야구장에 갔는데, 타자가 딱 하고 공을 쳤습니다. 내가 그 소리는 들었는데 야구공이 어디로 갔는지 보지를 못했어요. 그럼 불안해집니다. 그 공에 내가 맞을지도 모르니까요. 하지만 야구공이 저기 반대편 외야로 가고 있는 것을 보고 나면 안심이 됩니다. 이런 것이 예측기능입니다.

육체적인 것뿐만 아니라 마음도 마찬가지입니다. 이런 예측이 잘 되면 사람의 마음도 편안해집니다. 진짜 머리가 좋거나, 공부를 너무 많이 해서 자신의 분야에서 모르는 게 없으면 목에 힘이 들어갑니다. 자신감이 넘치죠. 앞으로 무슨 일이 일어날지 다 알 수 있기 때문입니다.

입사시험을 쳤는데, 이미 합격이 내정되어 있으면 불안하지 않습니다. 그런데 붙을지 떨어질지 예측할 수 없으니까 불안해지는 겁니다.

우울증이나 불안증 공황장애가 모두 이런 원인에서 발생합니다. 예측할 수 없는 미래가 두려운 것이죠. 뭔가 일이 생각대로 안 되고, 계속 실패하고, 좌절하다 보면 뇌의 예측기능이 망가집니다. 그래서 더 우울해지고 더 불안해지고, 공황발작을 일으키게 되는 겁니다.

이런 뇌와 신경을 살리는 가장 좋은 방법이 운동하는 것입니다. 운동만큼 좋은 방법이 없죠. 운동하면 뇌와 신경이 발달해서 운동능력이 좋아집니다. 운동능력이 좋아지면서 덩달아 인지능력도 좋아지고 또 우리 몸을 조절하는 자율신경까지 모두 좋아집니다. 하는 일은 다르지만, 원리는 모두 같기 때문이죠.

또 신경과 뇌는 엄청나게 에너지를 많이 소모하는 장기입니다. 운동을 통해서 심장과 폐를 튼튼하게 만들고, 혈액순환을 증가시켜주면 충분한 에너지로 원활한 기능을 발휘하게 됩니다. 사실 근육과 감정과 지능은 모두 한 뿌리를 가지고 있습니다. 운동을 통해서 이 세 가지를 모두 한꺼번에 발달시킬 수 있는 것입니다.

운동하려면 에너지가 필요합니다. 또 운동으로 에너지를 소모하고 나면 영양분을 보충해야 하고요. 이번 장에서는 이렇게 중요한 운동을 하기 전후에 먹으면 좋은 음식에 대해 알아보겠습니다.

첫 번째는 커피인데요.
운동을 시작하기 한두 시간 전에 커피를 천천히 한 잔 마시면 운동에 도움이 됩니다. 커피에 함유된 카페인이 체내로 들어와서 탄수화물 대신 지방 성분을 먼저 에너지원으로 사용을 할 수 있게 근육을 자극하는 효과가 있기 때문입니다. 또한 카페인의 각성 효과로 인하여 운동을 하면서 발생하는 피로감도 줄여줄 수 있고요. 그래서 지구력 향상에 도움을 주기 때문에 운동 효과를 극대화 할 수 있습니다.

대신, 고혈압이나 당뇨병 같은 대사질환이 있으시거나 불면증 혹은 신경병증이 있으신 분, 그리고 어지럼증이 있으신 분들은 피하시는 것이 좋습니다.

두 번째는 생강입니다.

생강을 운동 후에 꿀이나 레몬과 함께 마시면 좋습니다. 생강의 쇼가올, 진저롤 성분이 운동 후에 발생하는 근육통과 염증을 억제하는 효과가 뛰어나기 때문입니다.

세 번째는 당근인데요.

당근에 함유된 베타카로틴은 주로 눈 건강에 유익한 항산화 성분으로 알려져 있습니다. 이 베타카로틴은 운동으로 인해 산화될 수 있는 세포의 노화를 억제하는 효능이 있습니다. 근육에 산소를 더 풍부하게 전달하는 효능도 있는데요. 그래서 운동 전에 마시는 한 잔의 당근 주스가 운동능력을 대폭 향상해 주는 것이죠.

네 번째는 비트입니다.

붉은색이 강렬한 채소가 비트죠? 비트는 저지방, 저열량 식품인데요. 다이어트 식품으로도 굉장히 인기가 있습니다. 비트는 지구상에서 식이 질산염을 가장 많이 함유한 식물인데요. 이 질산염이 산화질소의 전구물질입니다.

산화질소는 인체에서 작용하는 주요한 신호분자입니다. 혈관 탄력과 평활근 세포증식, 혈소판 활동과 염증을 관리하는 역할을 합니다. 이 산화질소가 부족해지면 고혈압이나 혈액순환장애, 죽상동맥경화증, 당뇨병뿐만 아니라 발기부전 같은 성 기능 이상이 발생하고 특히 심혈관질환의 주요 원인이 됩니다. 비아그라 아시죠? 비아그라의 주요 작용이 산화질소의 양을 늘리는 것입니다. 그래서 피가 모이는 거죠.

그래서 비트가 인체의 에너지 수준을 향상해주는 효과가 굉장히 뛰어납니다. 인체의 에너지 수준을 향상해서 운동할 때 근력이나 지구력을 향상하고, 혈류량은 증가시키고, 혈압은 낮춰주는 효과가 있죠. 그래서 운동선수들에게 굉장히 좋은 채소, 꼭 먹어야 하는 채소가 바로 비트입니다.

마지막은 연어입니다.
보통 다이어트를 할 때 연어 샐러드 많이 드시는데요. 특히 여성분들이 연어를 더 좋아하시는 것 같습니다. 연어에는 오메가-3 지방산이 풍부하고, 비타민D와 단백질이 풍부해서 높은 영양가와 더불어 식욕 억제 효과도 뛰어납니다.

운동하면서 생길 수 있는 근육의 손상을 예방하고, 단백질의 공급으로 근육의 형성도 도와줄 수 있기 때문에 운동 후에 연어 샐러드가 아주 좋은 음식이 됩니다. 달걀이나 닭가슴살과 번갈아드시면 더욱더 좋습니다.

운동 전후에 먹으면 좋은 음식이 있다면, 반대로 운동 전후에 절대 먹으면 안 되는 음식도 있습니다.

첫 번째는 정제된 탄수화물로 만들어진 음식들인데요.
예를 들어서 빵이나 과자, 밀가루 음식, 면 종류 대부분이 여기에 속합니다. 운동 전에는 양질의 탄수화물을 섭취해야 운동에 필요한 중요 에너지원이 됩니다.

이때는 정제 탄수화물보다는 통곡물을 섭취하는 것이 좋습니다. 통곡물은 혈당수치를 천천히 높여줍니다. 인슐린 수치가 일정하게 유지되고 포만감이 들어서 원활한 운동에 도움이 되고요. 대신 정제 탄수화물은 소화 흡수되는 시간이 너무 빠르고 혈당지수도 높아서 인슐린 분비가 급격히 빨라지고 당분이 에너지원으로 사용되기 때문에 운동 효과가 떨어지게 됩니다.

두 번째는 아주 매운 음식입니다.
매운 음식에는 캡사이신 성분이 많이 함유되어 있습니다. 캡사이신은 앞서 말씀드린 커피처럼 운동할 때 지방을 분해해서 사용하기 때문에 운동하기 전에 먹으면 좋을 것 같은데요.

하지만 이것은 좋지 않은 생각입니다. 매운 음식을 먹고 운동을 하게 되면, 운동으로 인한 수분 소모 때문에 위와 장의 수분 부족 현상이 나타나게 됩니다. 그래서 매운 자극이 위와 장의 염증 반응을 촉진하는 원인이 될 수 있죠. 그래서 복통과 설사, 구토, 위산 역류, 속 쓰림이 발생할 수 있고, 위경련이나 근육경련까지 유발할 수 있습니다. 그래서 운동 전후에 매운 음식은 삼가시는 것이 좋습니다.

세 번째는 튀김류입니다.
튀긴 음식은 소화 시간이 오래 걸리고 위장에 부담을 주기 때문에 운동 전에 드시는 것을 피해야 합니다. 또 기름진 음식은 혈액의 점성을 높이기도 해서 혈액순환을 방해하고요. 지방 성분이 위와 식도 사이의 압력을 떨어뜨려서 위산의 역류를 초래하기도 합니다.

다섯 번째는 견과류와 녹색 채소입니다.

양상추 브로콜리와 같은 녹색 채소는 식이섬유가 풍부한 건강식품입니다. 하지만 운동 전에 섭취하게 되면 지나치게 팽만감과 가스가 발생해서 운동에 방해가 되기도 합니다.

여섯 번째는 탄산음료입니다.

운동 전이나 운동 중에 탄산음료를 복용하면 가스 발생으로 복통을 유발하고 위산 분비를 촉진해서 속 쓰림이나 위궤양의 원인이 될 수 있으니 조심하시는 것이 좋습니다.

지금까지 사람이 왜 움직여야 하는지, 움직이지 않으면 왜 안 되는지도 알아보았습니다. 또 운동 전후에 먹으면 좋은 음식과 나쁜 음식도 알아보았는데요.

운동은 두말하면 잔소리일 만큼 중요합니다. 야구 축구 배드민턴 골프 테니스 PT 등 종목을 막론하고 숨차고 땀나고 근육통이 생기고 몸이 피곤해지도록 운동을 하시면 근육과 혈관과 신경이 모두 건강해지시리라 믿습니다.

II

열 많은 체질, 인삼 먹어도 되나요?

몸이 유난히 뜨거운 사람이 있죠? 또 반대로 유난히 찬 사람도 있고요. 사람은 36.5도의 체온을 가지고 있습니다. 그렇다고 모든 사람이 다 36.5도는 아닙니다. 36도인 사람도 있고 37도인 사람도 있습니다. 약간씩 차이가 있죠.

그런데 어쨌든 사람은 에너지를 소모하면서 사는 동물이기 때문에 약간 체온이 높은 것이 더 건강한 상태로 볼 수 있습니다.

37도 정도로 미열이 있으면 어떡하냐고요? 체온이 장기간 37도 이상으로 지속하면 좋지 않습니다. 하지만 일반적으로 37도 이상의 체온이 장시간 지속하는 경우는 드물죠. 낮이나 활동을 하고 있을 때는 원래 체온이 조금 올라갑니다. 상황에 따라 조금씩 올라가는 것은 큰 문제가 없는 것이죠.

또 반대로 휴식을 취하고 있거나 잠을 자고 있을 때는 체온이 약간 떨어집니다. 낮에는 심장이 조금 더 뛰고 밤에는 조금 덜 뛰는 것과 같습니다.

체온이 높다는 것은 인체 대사량이 충분하고 활발하다는 것을 말합니다. 또 체온이 낮다는 것은 대사량이 떨어져서 에너지 생산이 부족하다는 것을 의미하고요.

체온이 떨어지면 얼굴이 창백해지고, 손발이 차고, 추위를 많이 타게 됩니다. 목소리에 힘도 없고, 운동해도 땀이 잘 나지 않고요. 무엇보다 기운이 없고 늘 피곤해집니다…

이렇게 기운이 없고 피곤하고 무기력하고 손발이 차고 추위를 많이 탈 때, 제일 먼저 찾는 건강식품이 무엇이 있나요? 바로 인삼입니다. 인삼은 우리 몸의 신진대사를 향상하는데 아주 좋은 건강식품이자 약재입니다.

홍삼은 인삼을 쪄서 만듭니다. 그런데 알려진 것과는 다르게 효과는 인삼과 거의 비슷합니다. 그래서 지금부터 말씀드릴 내용에서는 두 가지를 구분하지 않겠습니다.

인삼은 예로부터 불로장생, 익기, 경신의 명약으로 알려져 있습니다. 세포의 DNA 합성을 활발히 돕기 때문에 수명을 연장하고, 신진대사를 촉진해서 기를 보하고, 혈압과 혈당을 내려서 몸을 가볍게 하는 효능이 있죠.

인삼의 주요성분은 사포닌인데요. 진세노사이드라고 알려진 사포닌 성분이 인삼의 주요 효능을 발휘하는 핵심 성분입니다.

인삼은 면역력을 강화하는 작용 외에도 조혈작용도 있습니다. 그래서 적혈구와 혈색소의 양을 증가시키고, 골수의 대사를 촉진해서 백혈구의 생산도 늘려줍니다.

운동선수들이 지구력을 기르기 위해서 적혈구 숫자를 늘리는 방법을 많이 씁니다. 자신의 피를 모아두었다가 적혈구만 수혈받기도 하죠. 그렇게 하면 파워가 세진다고 합니다. 물론 여러 가지 부작용이 있어서 권장되지는 않습니다. 또 백혈구가 너무 많아도 안 되지만 백혈구 숫자가 감소하면 면역력뿐만 아니라 기운도 아주 많이 빠져서 늘 피곤해집니다.

그래서 몸이 냉하고, 얼굴이 창백하고, 무기력한 사람에게 가장 좋은 건강식품이 바로 인삼이 되는 거죠.

그런데 이렇게 좋은 인삼이 꼭 몸이 냉한 사람에게만 효능이 있을까요? 인삼이나 홍삼 처방을 쓰거나 제품을 복용할 때 가장 많이 받는 질문이 "저는 몸에 열이 많은 데 인삼을 먹어도 되나요?"인데요.

너무 뿌리 깊고 광범위하게 알려진 내용이라 그냥 그렇게 믿고 있는 분들이 아주 많습니다. 그런데 인삼과 홍삼에 대해서 가장 잘못 알려진 사실 중 하나가 바로 이 "열 많은 사람은 인삼을 먹으면 안 된다."입니다.

우리 몸에서 열이 나는 이유는 대사량이 증가하거나, 감염질환이 있거나, 흥분했을 때인데요. 실제로 인삼은 심박출량을 증가시키고, 말초혈관을 확장하고 혈액의 점도를 감소시키는 작용이 있어서 인삼을 복용하고 나면 몸에서 열이 나게 됩니다.

혈관이 확장되고 혈액의 순환이 증가해서 몸이 더워지면 인체 대사량이 증가하기 때문에 피로감이 줄어듭니다.

그래서 정말 건강해서 몸에 열이 많은 사람은 인삼을 먹으면 오히려 더 몸이 더워지고 답답해질 수 있습니다. 안 먹는 게 낫죠. 먹을 필요가 없는 것입니다.

하지만 이런 건강한 체질이 아니라 몸의 대사 불균형이나 신경이 이상으로 열성 증상이 있는 경우에는 오히려 도움이 되는 경우가 많습니다.

한의원을 찾는 많은 분 중에 스스로는 열이 많다고 생각하는데, 실제로는 가짜 열이 위로만 솟구치는 증상을 가진 분들이 있습니다. 얼굴과 머리와 가슴과 등에는 열이 있는데 손발이 찬 경우죠.

이럴 때 인삼을 잘 복용하면 오히려 인삼의 작용으로 열이 사지로 분산되어서, 위로 올라오던 열감이 분산되고 사라지는 경우가 많습니다.

또 감염질환으로 열이 나는 경우, 감염 초기에 열이 심하게 날 때는 인삼을 쓰지 않습니다. 하지만, 감염질환이 만성이 되어서 열은 조금 있는데, 말끔하게 치료가 잘 안 될 때, 인삼의 면역강화작용이 오히려 세균과 바이러스를 퇴치하는 효과를 내기도 합니다.

인삼의 알려진 부작용은 몇 가지가 있는데요. 머리 쪽으로 열이 심하게 올라와서 두통과 불면증, 심장 두근거림이 있는 분은 피하시는 것이 좋고요.

실제로 몸에 체온이 37도 이상 지속해서 올라가고 있는 분들은 피하시는 것이 좋습니다. 혈액을 묽게 만들기 때문에 혈전 용해제를 복용하시는 분도 피하셔야 합니다. 그래서 수술을 앞둔 분도 복용하시면 안 되겠죠. 지혈이 잘 안 될 수 있습니다.

면역억제제나 피임약의 효능을 떨어뜨릴 수 있는데요. 면역작용을 억제해야 하는 경우가 있죠? 간이나 신장을 이식했거나 아토피나 궤양성대장염 같은 자가면역질환이 있을 때 면역억제제를 복용합니다. 이렇게 면역억제제를 복용하고 있을 때도 인삼은 피해야 합니다.

피부병의 초기에도 복용하지 않는 것이 좋습니다. 하지만, 만성으로 오래된 피부병에는 오히려 효과가 있는 경우도 많습니다. 인삼이 건강한 피부 세포의 재생에 도움을 주기 때문입니다.

사포닌이 식물성 여성호르몬으로 작용하기 때문에 유방암 환자는 피해야 한다고 알려져 있는데요. 꼭 그렇지는 않습니다. 과다 복용을 피하시고, 부작용을 줄여주는 약제와 함께 복용하시면 큰 상관이 없습니다.

고혈압이 있거나 당뇨병이 있는 경우에도 사실 인삼이 혈압과 혈당을 내려주기 때문에 과용만 하지 않으시면 되겠습니다.

하지만, 이렇게 위험한?? 위험한가요??? 인삼을 복용하면서 열로 인한 부작용을 피할 방법이 있습니다.

인삼이나 홍삼 성분의 약이나 차나 건강식품을 차게 먹는 방법인데요. 차게 해서 인삼 제품을 복용하시면 열독과 부작용을 줄여줍니다. 또 결명자나 알로에, 뽕잎과 같은 찬 성질의 약제를 곁들여서 복용하면 인삼의 열독과 부작용을 약물 상호작용을 통해서 제거할 수 있죠.

열성 체질이라 인삼 홍삼 먹기를 꺼리셨던 분들은 오늘 제가 말씀드린 내용 잘 숙지하시고, 인삼과 홍삼의 장점만 취하셔서 인삼의 효능 맘껏 보시기를 기원합니다.

불면증과 골다공증을 동시에 치료하는 채소

사람의 뇌 속 송과선이라고 곳에서 분비되는 호르몬이 있습니다. 멜라토닌이라고 합니다. 수면을 유도하는 호르몬으로 알려져 있죠. 멜라토닌의 효능은 뇌의 기능을 억제해서 수면을 유도하는 약물과는 좀 다르게 작용합니다. 수면을 유도하는 멜라토닌 수용체를 직접 활성화해서 수면을 자연적으로 유도하죠.

우리가 수면제를 먹고 나면 뭔가 머리가 더 멍해지고 몽롱해지는 경험을 하는 경우가 많습니다. 종일 정신이 혼미하다고 호소하시는 분도 계십니다. 하지만 멜라토닌 유도에 의해서 이루어진 수면은 이런 부작용이 없습니다.

그래서 요즘 멜라토닌을 영양제 형태로 많이들 드시는데요. 이 방법도 최선은 아닙니다. 이렇게 한 가지 물질만 추출해서 먹는 방식은 아무래도 부작용도 따르고 내성이 생기기가 쉽습니다. 그래서 영양성분은 항상 음식 그 자체를 전체로 섭취하는 것이 가장 좋습니다.

천연 멜라토닌을 풍부하게 함유하고 있어서 우리의 수면을 도와주는 오늘의 주인공은 바로 상추입니다.

상추쌈 다들 좋아하시죠. 삼겹살 먹을 때 없어서는 안 되는 재료이기도 합니다. 상추가 불면증에 효능이 있다는 말은 오래전부터 알려져 왔는데요. 상추에 포함된 멜라토닌 성분 때문입니다.

사람이 잠을 잘 자지 못하는 이유는 몇 가지 안 됩니다. 사실 마음이 편하고 즐겁고 스트레스가 없으면 잠을 다들 잘 잡니다. 잠을 못 자는 데는 항상 이유가 있죠. **대개 스트레스인데요**. 돈 문제가 가장 많습니다. 사업이 잘 안 되거나 직장 일로 트러블이 있을 때 잠을 못 자죠.

"나는 돈 문제 없는데"라고 말씀하시는 경우에도 대개 근원을 살펴보면 돈 문제인 경우가 많습니다.

두 번째는 인간관계입니다.
부모형제지간의 가족관계에서부터 시작해서 친구 관계 직장 관계 등에서 사람과의 갈등이 생기면 스트레스가 심하게 쌓입니다.

애정 문제도 포함해야죠. 사귀던 연인과 싸우거나 헤어지고 나서 못 자는 사람이 많습니다. 특히 이혼 과정에 있는 부부들 보면 잠을 잘 자는 사람이 거의 없습니다. 분노가 극에 달해 있기 때문이죠.

분노가 자율신경을 교란하고, 교감신경이 흥분하고 뇌 신경이 과흥분되는 거죠. 뇌 신경이 과흥분되면 잠을 못 자는 겁니다. 친구 때문에 잠을 못 자는 경우는 많지 않습니다. 돈 문제만 엮여 있지 않으면요. 친구에게는 크게 바라는 게 없기 때문입니다. 친구 관계는 끊으면 그만인 거죠.

대개 가족 간의 다툼이나 직장 동료와의 다툼은 대부분 돈 문제가 걸려있기 때문에 더 스트레스를 받습니다. 애정 문제도 결국은 돈 문제인 경우가 많습니다. 그래서 잠을 잘 자기 위해서는 이런 근본적인 문제가 반드시 해결되어야 합니다. 상추만 먹어서 해결될 문제가 아니죠.

그래서 에라 모르겠다, 욕심도 좀 버리시고, 내가 조금 손해 보거나, 될 대로 되라 식의 마음가짐을 가지는 것이 어쩌면 필수적인 것 같습니다.

또 머릿속이 복잡해서 잠이 잘 오지 않을 때는 신경을 오히려 집중시켜 주는 것이 좋은데요. 이 생각 저 생각 하다 보면 좀처럼 잠을 잘 수가 없습니다.

그래서 음악을 듣거나 라디오를 듣거나 공부 관련 오디오북을 듣는 것이 도움이 됩니다. 신경이 소리 쪽으로 집중될수록 어느새 나도 모르게 잠이 오게 됩니다.

잠은 사실상 신경이 더 잘 집중될수록 더 잘 옵니다. 그래서 귀를 활용하는 것이 도움이 됩니다. 좋아하는 음악을 듣는 것이 가장 좋은데요. 클래식을 좋아하시면 클래식을 듣고 재즈를 좋아하시면 재즈를, 트로트가 좋으면 트로트를 들으면 됩니다.

하지만, 매일 같은 음악을 듣는다고 효과가 나지는 않습니다. 오늘 트로트가 좀 성가시게 들리면 클래식을 틀어보고, 클래식이 마음에 들지 않으면 디제이가 주절주절 말하는 라디오를 듣거나, 영어 회화 테이프를 듣는 것도 좋습니다.

매일 나의 뇌 주파수에 공명하는 소리를 찾아 주는 것이 중요합니다. 또 잠이 잘 오지 않을 때 운동을 조금 해주는 것도 좋습니다. 보통 불면증이 있을 때 저녁 운동을 삼가라고 말들을 하는데요.

사실 저는 저녁 운동을 더 권장합니다. 운동을 오전에 하고 나면 점심때 피로가 몰려오고 졸리다가 저녁이면 잠이 깨버리기 일쑤입니다

그래서 저녁 식사 후에 산책이나 가벼운 달리기 혹은 헬스나 탁구, 배드민턴, 골프 연습을 하기를 권합니다. 그래야 잠자리에 들 때쯤 피로가 몰려오고 더 깊이 잠잘 수 있기 때문이죠.

자다 깨서 가벼운 운동을 해주면 다시 잠드는 데 도움이 됩니다. 제자리 뛰기 30회 혹은 스쿼트 10~20회 정도 해주면 피가 다리로 내려오면서 뇌의 흥분을 가라앉혀 줍니다. 자다 일어나서 갑자기 움직이기 쉽지 않습니다. 힘들고 어려우니까 더 효과가 나는 것입니다.

또 꿀물을 한잔 마시는 것도 도움이 되는데요. 당뇨병만 없으시다면 진한 꿀물 한잔이나 생꿀 한 스푼 드시면 당이 오르면서 뇌 신경이 안정되고 잠이 오게 됩니다. 뇌 신경은 당을 아주 좋아하거든요.

상추의 줄기 속에는 투명하고 흰색의 액체가 들어 있습니다. '락투카리움'이라고 합니다. 이 '락투카리움' 성분이 진정 효과와 진통 효과가 아주 강해서 '상추아편'이라고도 불립니다. 불면증을 예방하고 숙면에 도움을 주는 주요성분이죠.

상추의 효능 중에 두 번째로 강력한 것이 골다공증을 예방하는 효과인데요. 상추 속에는 비타민은 물론, 철, 칼슘, 엽산 등과 같은 미네랄과 무기질의 각종 영상 성분이 풍부하게 들어 있습니다.

이 성분들 덕분에 상추가 뼈를 튼튼하게 하고 골밀도를 강화해주는 힘을 가지고 있는 것입니다. 상추 100g에는 칼슘 40mg, 비타민A 1,040μg, 비타민K는 200μg이 들어 있습니다. 비타민 A가 칼슘의 흡수율을 높여주기 때문에 골다공증을 예방해줍니다. 비타민 K는 뼈에 칼슘이 모이는 것을 도와주고 소변으로 배출되는 것을 억제해줍니다.

사람이 나이가 들면 골다공증이 생기기 쉽습니다. 노화의 한 부분이기 때문이죠. 하지만, 꾸준히 관리하고 노력하면 그 진행을 상당히 늦출 수가 있습니다. 튼튼한 뼈를 유지하기 위해서는 칼슘이나 비타민 같은 영양분을 꾸준히 섭취하는 것보다 더 중요한 것이 있습니다.

우리가 아무리 많은 칼슘을 섭취한다고 하더라고 그 칼슘이 뼈로만 간다는 보장이 없습니다. 칼슘이 뼈로 가지 않고 중간에 멈춰서 쌓여버리면 병이 됩니다. 고칼슘혈증으로 혈액 속에 칼슘이 너무 많아지면 근육과 신경의 기능이 떨어지고 기억력이 감소하고 우울증이 나타나기도 하고 식욕부진이나 구토 등이 발생하기도 합니다.

칼슘이 신장에 쌓이면 신결석이 되고, 담낭에 쌓이면 담석이 되고, 어깨에 쌓이면 석회성건염으로 심한 통증이 올 수 있습니다. 혈관에도 칼슘이 쌓입니다. 칼슘은 눈이 없잖아요. 혼자서 저절로 뼈를 찾아가지 않습니다. 어떻게 하면 칼슘이 뼈로 가서 골다공증을 예방해 줄까요. 그 답은 바로 운동에 있습니다.

운동을 통해서 뼈에 부하를 가해주어야 '아 뼈가 튼튼해야 하는구나' 하는 것을 우리 몸이 알게 되고 칼슘을 뼈로 보내주는 것입니다.

불면증을 예방하고, 숙면을 돕고, 골다공증을 예방하고 뼈를 튼튼하게 만드는 상추 많이 드시면 좋은데요. 평소 식단에 상추를 자주 올리시는 것도 좋고요. 간단하게 녹즙을 만들어서 수시로 드시거나 잠자기 전에 한 컵씩 드시는 것도 좋습니다. 상추만 먹기에는 좀 심심잖아요.

그래서 상추와 함께 브로콜리, 케일, 신선초, 당근, 사과 등을 섞어서 녹즙으로 만들어 드시면 더 좋은 효과가 있습니다. 진정효과와 항염증과 항산화 효과까지 볼 수 있습니다.

또 칼슘을 보충하기 위해 우유나 바나나, 멸치를 첨가하셔도 좋습니다. 우유와 바나나는 트립토판 성분이 풍부해서 수면에 도움을 줍니다. 트립토판이 멜라토닌의 원료물질이기 때문입니다.

멸치는 칼슘이 풍부한 것 외에도 멸치 똥 속에 포함된 멸치의 담즙이 간 기능을 개선해주는 효과가 아주 강합니다. 바다의 웅담이라고 불릴 정도죠. 피로가 심하거나 해독이 필요하신 분들께는 최고의 건강식이 될 수 있겠습니다.

불면증과 골다공증에 좋은 상추와 그 외 영양식 많이 드시고 오늘부터 꿀잠 주무시고, 동시에 튼튼한 뼈도 만드시길 기원합니다.

너무 많이 씹어 먹지 마세요.

소화 장애로 고생하시는 분들이 참 많습니다. 우리나라 사람 5명 중 1명은 소화 장애로 병원을 찾는다는 통계가 있을 정도죠.

소화가 왜 안 될까요? 아이들은 소화 안 된다는 말을 잘 하지 않습니다. 위장이 신제품이라 튼튼하기 때문입니다. 아이들은 "위장에서 돌도 삭인다, 쇠도 삭인다." 이렇게 말합니다. 그만큼 위장이 튼튼하다는 말이죠.

대개 환자분들과 상담을 하다 보면 소화 상태를 위장과 대장을 섞어서 말씀하시는 분들이 많습니다. 소화가 잘 안 되어서 가스가 차고 변이 많이 묽거나 설사를 한다 이렇게 말씀하십니다. 일반적으로 소화 과정 자체는 위장 소장 대장 전체에서 일어나는 것이 맞습니다.

하지만, 질병으로 말하는 소화 장애는 대개 위장 장애를 말합니다. 위장은 음식을 부수고 녹여서 죽을 만들고 소장으로 내려보내는 일을 합니다. 그래서 위장을 용광로라고 부릅니다.

위장이 돌도 삭이고 쇠도 삭이는 힘은 위산에서 나옵니다. 위장에서 분비된 강력한 위산이 대부분의 음식을 녹여 버리는 거죠. 덩달아서 세균이나 바이러스, 독소도 분해해 버립니다.

그래서 위장이 튼튼한 사람은 식중독에 잘 걸리지 않습니다. 하지만, 만성위염이 오래되거나 위축성위염 장상피화생 진단을 받으신 분들은 위산이 잘 나오지 않습니다. 위장의 세포 숫자가 줄어들고 정상적 기능을 하는 세포가 기능이 없는 세포로 대체되어 버리기 때문입니다.

이렇게 되면 위장의 혈액순환도 나빠집니다. 위장에서 위산이 콸콸 나오려면 혈액의 공급이 아주 많아야 합니다. 그런데 혈액순환이 나빠지니까 위산 분비도 함께 줄어버립니다.

위장은 어떻게 보면 굉장히 기계적입니다. 음식을 부수는 과정을 끝없이 수행하는 기계입니다. 그런데 이 기계의 힘이 약해지거나 자신의 힘보다 더 많은 양의 음식이 들어오면 어떻게 될까요? 기계가 힘에 부쳐서 멈춰 버립니다. 이 상태가 위장의 소화불량입니다. 내가 먹은 음식을 소화할 힘이 없는 상태입니다.

위장에 염증이 심하게 있거나 궤양이 있는 경우, 혹은 헬리코박터균에 감염된 경우나 폴립이나 선종 암 같은 질환이 있는 경우에는 '아 원인이 이거구나' 하고 치료를 하면 됩니다.

하지만 많은 환자가 위장 내시경을 해보면 크게 이상이 없는 경우가 많습니다. 이런 경우를 기능성 위장장애라고 합니다.

또 위축성 위염이나 장상피화생 진단을 받으신 분 중에 실제 질병 자체는 위장이 아주 많이 약해진 상태인데도 불구하고 서양의학에서는 별로 심각하게 여기지 않는 경우가 많아서 환자분들이 더 당황해하는 경우도 있습니다.

위축성위염, 장상피화생 다음 단계 위장병이 위암입니다. 그래서 이런 경우에 가만히 손 놓고 있기에는 좀 뭔가 소극적이고 부족함을 느끼게 됩니다.

기능성 소화불량은 자율신경의 이상이 가장 많습니다. 위장의 혈액순환이 나빠지고 위장 세포의 재생이 잘 안 되고 위장의 평활근이 굳어서 잘 움직이지 못하는 이유가 자율신경의 이상에서 시작되는 것이죠.

우리가 스트레스를 심하게 받거나 긴장된 생활을 오래 하게 되면 자율신경에 이상이 발생합니다. 주로 교감신경이 과흥분하게 됩니다. 교감신경이 과흥분하게 되면 혈압이 오르고 혈당이 오르고 뇌 신경에 과전류가 흐르게 되죠.

그래서 두통 안구건조증, 이명, 불면증, 심장의 두근거림, 흉통, 호흡곤란 등 몸의 여기저기에 염증이 생기고 알 수 없는 통증이 증가합니다. 대신 부교감신경은 약해집니다. 부교감 신경의 대표적 장기가 위장 소장 대장이고 방광 생식기입니다

가장 먼저 위장이 멈춰버립니다. 그래서 스트레스받으면 곧바로 체해 버리는 거죠. 밥 먹다 싫은 소리 들으면 체하기 쉽습니다. 대하기 힘

든 직장 상사와 식사를 해도 잘 체합니다. 긴장하면 위가 멈춰 버리기 때문입니다.

친한 친구들이나 사랑하는 사람과 밥을 먹을 때는 뭘 먹어도 소화가 잘됩니다. 뭘 먹었는지, 소화되었는지 기억조차 못 하기도 합니다. 심리적인 상태가 자율신경에 영향을 주기 때문입니다.

이렇게 자율 신경에 문제가 생겼을 때는 소화제를 아무리 먹어도 치료가 잘 안 됩니다. 기본적으로 스트레스가 해소가 되어야 위장이 비로소 움직이게 되는 것입니다.

그래서 위장병 즉 소화불량을 치료하기 위해서 해야 할 일은 크게 두 가지로 나눌 수 있습니다. 첫째는 위장의 힘을 튼튼하게 해야 하고, 둘째는 자율 신경의 기능 이상을 조절해 주어야 합니다.

위장의 힘을 튼튼하게 하기 위해서는 먼저 위장의 혈액순환을 도와줘야 합니다. 위장의 혈액순환은 음식으로 조절이 가능합니다. 대부분의 매운맛을 내는 음식들이 위장의 혈액순환을 자극하고 위장의 연동운동을 증가시킵니다. 그래서 생강 마늘 고추 양파 후추 강황 계피 옻 등의 식품이 위장의 혈액순환을 자극하고 운동을 증가시킵니다. 음식 드실 때 적당히 가미해서 드시면 좋습니다. 대신 매운 음식을 너무 과하게 먹으면 오히려 염증을 유발하거나 위장 점막을 부어오르게 할 수 있기 때문에 너무 많이 드시는 것만 피하시면 됩니다.

또한 섬유질이 많은 음식이 위장의 연동운동을 돕습니다. 섬유질은 혈액순환을 살리지는 못하지만, 위장의 운동성을 증가 시켜 주고, 음식이 소장으로 빨리 내려가도록 돕기 때문에 포만감이나 답답함을 줄여 줍니다.

대개 소화불량 환자분들이 과일이나 야채를 피하는 경우가 많습니다. 배가 너무 불러와서 그렇다고 합니다. 섬유질이 많은 음식은 쉽게 배가 불러오기도 하지만 음식을 빠르게 소장 대장으로 내려보내기 때문에 답답함을 풀어주는 장점이 더 많습니다

또 섬유질이 위산을 흡착해서 소화는 돕고 위 점막에 대한 자극은 줄여주기 때문에 염증이나 궤양이 있으신 분들에게는 더 도움이 될 수 있습니다.

자율 신경의 기능 이상을 치료하는 **두 번째 방법은 부교감신경을 직접 자극해 주는 것입니다**. 사람들은 학교 시험이 끝나거나 회사 업무상 중요한 프로젝트를 마치고 나면 회식을 하러 갑니다. 다 함께 모여서 맛난 음식 먹으러 가는 거죠. 이렇게 맛난 음식으로 혀와 위와 장을 자극하는 것이 부교감신경을 자극하는 것입니다.

많은 분이 소화를 돕기 위한 한 방법으로 음식을 오랫동안 씹어 먹으라고 합니다. 음식을 씹는 과정에서 침도 분비되고 위액도 분비되면서 우리의 뇌가 소화 과정을 준비하는 것이라고요. 또 음식을 천천히 먹을 수 있는 장점도 있습니다.

그런데 소화 과정이라는 것이 입속에서 음식을 씹을 때부터 시작되

는 것은 아닙니다. 이미 그 이전에 배가 고파 오면서 혹은 음식을 보거나 요리하는 소리를 듣거나 음식 냄새를 맡으면서 시작됩니다.

그래서 우리가 엘리베이터 안에서 음식 배달원과 마주치면 갑자기 침이 나오고 배가 고파 오는 경우가 있습니다. 진동하는 치킨 냄새를 맡았기 때문이죠. 또 TV 드라마나 광고를 보다가 화면에 나온 방금 본 그 음식이 먹고 싶어서 침을 삼키고 배가 꼬르륵거리기도 합니다.

소화 과정은 이렇게 오감 자극에서부터 시작되는 것입니다. 그래서 소화 과정을 준비시키고 위장의 분비를 촉진하기 위해서는 일부러 먹방을 보고 요리 프로를 보는 것도 도움이 될 수 있습니다.

아! 씹는 얘기로 돌아갈게요. 음식을 잘게 잘게 오래 씹으면 소화에 도움이 된다고 널리 알려져 있습니다. 이 방법으로 효과를 보신 분도 사실 많고요. 그런데 이게 사실 쉽지 않습니다. 또, 오랫동안 지속하기도 힘듭니다.

음식을 먹는 동안이 행복한 과정이 아니라 아주 노동이 되어 버리기도 합니다. 또 턱을 너무 많이 움직이다 보면 턱 근육이 긴장되어 오히려 두통이나 전신 긴장으로 이어지기도 합니다. 최악의 경우 강박적 행동으로 발전하기도 합니다.

그래서 저는 너무 오래 씹는 것은 반대합니다. 그저 한두 번 더 씹어서 삼키면 됩니다. 대신 음식을 다 먹고 난 후에 제자리 뛰기나 가벼운 산책으로 몸을 흔들어 주는 것을 더 권장합니다.

몸을 흔들면서 위장도 흔들어 주고 위장의 혈액순환과 연동운동을 도와주는 것이죠. 또 밥을 먹으면서 오로지 밥 먹는 데만 집중하는 것도 반대합니다. 이것도 너무 강박적 행동입니다. 식사가 전혀 즐겁지 않습니다. 물론 음식이 너무 맛있어서 즐기는 것은 좋지만 밥 먹는 행위 자체에 집중하는 것을 반대한다는 말입니다.

이렇게 되면 밥 먹는 것이 오히려 스트레스가 되기 쉽습니다. 그래서 티비를 보거나 휴대폰을 보면서 식사하는 것도 좋다고 생각합니다. 그렇게 하면 천천히 먹을 수도 있고 또 밥 먹는 행위 자체에 큰 스트레스를 받지 않게 되어서 위장이 혼자 저절로 일할 수 있도록 자유를 주는 목적도 있습니다.

밥 먹을 때 딴짓하고 집중하지 않으면 소화가 될 리가 없다고요? 그렇지 않습니다. 연말이 되면 수많은 디너쇼가 열리지 않습니까? 기업인, 정치인들의 중요한 회의도 오찬 모임, 만찬 모임이라고 해서 진수성찬을 마련해서 열리는 경우가 많습니다.

밥 먹으면서도 얼마든지 다른 일 즐길 수 있는 것입니다. 밥 먹는 행위 자체가 스트레스가 되지 않도록 하는 게 더 중요하다고 생각합니다.

튼튼한 위장으로 소화불량 없는 건강한 삶 되시기를 기원합니다.

탈모 예방과 피부 미용에 좋은 오일

일반적으로 우리가 건강식이라고 하면 지중해식 요리를 떠올리게 됩니다. 이 지중해식 요리에 빠지지 않는 재료가 올리브 오일입니다. 항산화 작용이 강력한 기름이죠.

세계에서 지방 섭취율이 가장 높은 지역이 바로 지중해 연안 국가입니다. 하지만, 이 지중해 연안 국가들은 장수의 나라로도 알려져 있는데요. 그 이유가 바로 올리브오일 덕분입니다. 그래서 이 장에서는 올리브오일이 우리 몸 어디에 얼마나 좋은지 한번 알아보겠습니다.

유럽에서는 올리브오일을 하루에 한 스푼씩 챙겨 먹으면 장수한다는 격언이 있다고 합니다. 올리브오일 복용이 건강식으로 널리 알려졌기 때문입니다.

우리나라도 최근 건강에 대한 관심이 높아지면서 좋은 오일을 찾아서 쓰고, 직접 먹기도 하는 사람들이 늘어나고 있습니다. 각종 TV의 연예 프로나 요리 프로에서 올리브오일의 장점에 대해서 무수히 나오고 있죠.

올리브오일은 관절염이나 당뇨병, 고혈압, 콜레스테롤 같은 대사장애 질환의 관리에도 도움을 주고, 노화 방지와 피부 미용에도 효과가 있습니다. 뇌 신경의 재생을 도와서 치매나 파킨슨병도 예방하는 효과가 있다고 알려져 있습니다.

또 위장병이나 과민성대장질환에도 효과가 있는데요. 식도염이 있을 때 식도 표면을 기름이 도포해서 염증을 줄이고 이물감을 감소시켜줍니다. 또 위염이나 궤양의 상처를 빨리 아물게 하는 효과도 있습니다.

과민성대장으로 팽만감이 심하신 분들의 경우에 새는 장증후군 때문에 독소나 세균 바이러스가 장을 통해서 우리 몸속으로 침입하는 것을 이 오일이 막아줄 수 있습니다.

피부미용 때문에 요즘 콜라겐이 아주 인기가 있습니다. 콜라겐 함유 화장품도 많이 팔리는 것 같고, 또 콜라겐을 직접 먹는 건강식품도 인기가 있습니다.

그런데 이 콜라겐은 사실상 먹거나 바른다고 효과가 나타나지는 않습니다. 콜라겐은 섬유모세포라고 하는 우리 몸의 세포에서 필요할 때 만들어서 적재적소에 배치하는 것이거든요. 콜라겐이 잘 만들어져서 잘 배치되면 탱탱한 피부가 되지만, 잘 못 만들어지면 간경화가 되기도 합니다.

그래서 콜라겐은 먹어서 효과를 보기 힘든 것입니다. 오히려 운동해서 혈액순환을 좋게 해주면 콜라겐 생성이 더 잘 됩니다. 운동하고 나면 피부가 탱탱해지고 윤기가 생기는 경험들 해 보셨을 겁니다.

콜라겐 이야기가 길어졌는데요. 콜라겐과 달리 오일의 섭취는 직접 피부에 영향을 줍니다. 피부를 구성하고 있는 세포들의 막은 인지질로 구성되어 있습니다. 그래서 필수성분인 기름이 부족해지면 세포막에 염증이 생기거나 거칠어집니다.

그래서 몸에 좋은 기름을 공급해주면 피부가 윤택해지고 건강해집니다. 대신, 기름이 너무 많이 분비되거나 나쁜 기름이 돌아다니면 피부에 염증이 생길 수 있습니다. 그래서 좋은 기름을 충분히 공급해주어야 하고, 올리브 오일이 그 중 으뜸입니다.

탈모 치료를 위해서도 콜라겐 많이 드시잖아요. 모발의 주성분이 단백질이기 때문입니다. 이때도 단순히 단백질을 섭취하기보다는 좋은 기름을 함께 섭취하면 모낭의 염증을 방지하고 두피를 튼튼히 해서 더 좋은 효과가 있습니다.

올리브오일이 기름인데, 기름이 왜 좋은가 하는 의문 일부분이 풀리셨을 겁니다. 올리브오일에 함유된 지방의 종류는 불포화지방산입니다. 건강에 좋은 기름이죠. 불포화지방산이 LDL 콜레스테롤 수치는 낮춰주고, 중성지방을 줄여주기 때문입니다.

혈관의 노폐물을 제거해주는 효과가 있어서 심혈관질환과 뇌졸중을 예방해주는 효과도 있습니다. 또 항산화 효과도 뛰어나기 때문에 체내에서 발생하는 노폐물 제거와 염증 차단은 물론 세균이나 바이러스의 증식을 억제해 줍니다.

올리브오일에는 비타민A와 비타민E 성분도 풍부합니다. 비타민 A는 지용성비타민이고 피부 세포의 변성을 막아줍니다. 또 비타민 E는 대표적인 항산화 항노화 성분으로 알려져 있습니다. 그래서 피부 보습을 도와주고 주름을 방지해주고, 피부의 탄력을 유지해줍니다. 각종 화장품의 주요성분이 올리브오일로 가득 차게 되는 이유가 여기에 있죠.

하지만, 이렇게 좋은 올리브오일도 잘 골라서 복용해야 합니다. 올리브는 정제하면 대부분 성분이 파괴되기 때문에 올리브 열매 그 자체를 압착해서 만든 오일이 가장 좋습니다. 이것을 엑스트라 버진 올리브오일이라고 합니다. 갓 수확한 올리브 열매를 딱 한 번 압착해서 짜낸 기름입니다.

좋은 올리브오일의 경우에 산도가 굉장히 낮은 것이 특징입니다. 보통 0.8% 미만의 산도를 가지고 있습니다. 특히 0.2% 미만의 올리브 오일은 최상급으로 꼽히게 됩니다.

기름은 열을 가하면 품질에 손상이 오게 됩니다. 그래서 올리브 오일도 열을 가하지 않고 압착한 제품을 더 고급제품으로 쳐주는 것입니다. 이것을 'Cold press extra virgin olive oil'이라고 합니다. 쉽게 이야기해서 냉압착했다는 말입니다. 들기름도 볶지 않고 바로 압착해서 짜낸 기름을 냉압착이라고 합니다. 한마디로 냉압착한 기름이 더 좋은 기름입니다.

엑스트라 버진 올리브오일에 비해서 한 단계 품질이 떨어지는 오일을 버진 올리브오일이라고 합니다. 산도는 2% 이하입니다.

정제된 올리브오일과 버진 올리브오일을 혼합해서 만든 것을 퓨어 올리브오일이라고 하는데요. 주로 가열해서 압착한 기름입니다.

마지막으로 올리브를 압착하고 남은 오일을 정제해서 만든 것을 포마스 올리브오일이라고 합니다. 주로 튀김이나 볶음 요리용으로 사용됩니다.

올리브오일의 품질이 엑스트라버진, 버진, 퓨어, 포마스의 4단계가 있는 것이죠. 그래서 우리가 건강에 도움이 되기 위해서는 엑스트라 버진 올리브오일을 복용하셔야 합니다.

당연히 올리브오일의 효과를 제대로 보기 위해서는 섭취를 할 때도 열을 가해서 조리를 한 오일보다 생 오일을 그대로 섭취하는 것이 좋습니다. 빵이나 샐러드에 듬뿍 뿌려 드시거나, 한두 스푼씩 직접 아침저녁으로 드시는 것도 좋습니다.

올리브오일의 보관은 서늘하고 어두운 곳에 두는 것이 좋습니다. 공기에 너무 많이 노출되면 산화되어서 품질이 떨어지게 되므로 너무 장기간 사용하는 것은 피하시는 것이 좋습니다.

올리브오일은 밝은 빛에 의해서도 변성이 일어나기 때문에 직사광선도 피해야 합니다. 그래서 올리브오일이 담긴 용기는 짙은 색을 띠고 있습니다.

올리브오일 외에도 아보카도오일이나 들기름도 비슷한 효능을 가지고 있습니다. 좋은 기름 많이 드시고, 건강 챙기시기를 기원합니다.

신경통과 손발저림을 치료하는 영양 물질

신경통 때문에 허리 아프신 분들이 아주 많습니다. 허리를 지나는 신경이 척추나 디스크 혹은 인대에 눌려서 통증이 생기는 경우가 대부분이죠. 좌골신경통이라고 엉치뼈 주변을 따라서 허리에서 다리까지 연결해서 아픈 분도 있습니다.

또 검사해보면 별다른 이유가 없는데 손발이 저리고 아프고 감각이 둔해지는 경우도 많고요. 이런 질환은 왜 생기는 것일까요? 대부분이 신경의 손상에 의해서 발생합니다. 신경이 근육과 혈관의 운동을 조절하고 크게는 심장, 간, 폐, 위장, 소장, 대장, 췌장, 생식기 등 모든 기관을 조절하는 역할을 합니다.

그래서 신경이 손상되면 우리 몸 전체의 기능적 이상이 생깁니다. 특히 감각 이상이 많이 생기는데요. 가장 많은 것이 통증이고, 그 다음이 저림이고 그 다음이 둔한 느낌이고 그 다음이 뭔가 불편한 느낌입니다.

이 불편한 느낌이 참 견디기가 힘들 때가 많습니다. 어딘지 정확히 짚을 수는 없는데 아픈 것 같기도 하고, 마비된 것 같기도 하고, 참을 수 없이 힘든 느낌이 생깁니다.

예를 들어서 하지불안증후군 같은 것인데요. 다리가 딱히 아픈 것도 아니고, 저린 것도 아닌데, 한없이 불편합니다. 이런 것들이 모두 신경의 손상 때문입니다.

사람의 신경은 크게 중추신경과 말초신경으로 나눌 수 있는데요. 중추신경은 뇌와 척수를 합쳐서 일컫는 말입니다. 그러니까 두개골과 목에서 꼬리뼈까지 연결된 척추 속에 들어 있는 신경을 중추신경이라고 합니다. 그 외의 모든 신경은 말초신경이라고 합니다. 팔, 다리, 폐, 위장, 소장, 대장, 방광, 자궁, 기타 등등에 연결된 모든 신경이 말초신경입니다.

신경은 전기선과 거의 같다고 보시면 됩니다. 아주 상세히 들어가면 중간마다 신경전달물질이 분비되는 지점들이 있지만, 그냥 전기선이라고 생각하는 것이 편합니다.

우리가 전기선을 보면 안쪽에 전기가 실제로 통하는 구리 선이 있고, 바깥쪽은 전기가 밖으로 새 나가지 못하게 피복으로 덮여 있잖아요. 신경도 마찬가지입니다. 전기선처럼 신경을 싸고 있는 막이 있습니다. 이것을 수초라고 합니다. 모든 신경에 다 있는 것은 아니고요. 자율신경의 일부는 수초가 없는 부분도 있습니다.

신경을 싸고 있는 이 막이 굉장히 중요합니다. 수초라고 부른다고 했습니다. 수초가 신경을 잘 싸고 있으면 신경의 전달속도가 빨라집니다.

반대로 수초가 없으면 신경 전달 속도가 느려지죠. 그래서 운동신경이 느려지고, 감각신경이 느려집니다.

구안와사라고 불리는 안면마비 질환도 신경의 수초염증으로 발생합니다. 바이러스에 의해서 안면신경의 수초에 염증이 생기고 신경의 전달속도가 현저히 떨어지기 때문에 얼굴 근육이 움직이지 못하게 되는 거죠.

수초의 손상은 기본적으로 세균이나 바이러스 혹은 면역 이상으로 발생하는 염증 질환입니다. 그래서 염증 반응을 차단하는 것이 아주 중요하죠.

중추신경계의 신경 수초에 이상이 발생하는 대표적 질환이 다발성 경화증인데요. 어지럼증이 심하게 나타나기도 하고, 목과 등, 허리의 감각 이상이나 통증이 심해집니다. 또 시신경의 손상으로 사물이 두 개로 보이는 복시현상이 나타나기도 합니다.

가장 많은 증상으로는 가슴이나 등이 화끈거리는 작열감, 편측 마비, 손발 저림, 팔다리의 무감각, 장이 잘 움직이질 못해서 변비가 생기고, 심장의 근육이 무력해져서 저혈압이 발생합니다.

말초신경에도 수초가 있습니다. 이 신경을 싸고 있는 보호막이 떨어져 나가면 신경의 기능이 약해지기 때문에 운동장애와 감각장애가 우리 몸의 말초에 발생합니다. 그래서 다리의 힘이 심하게 빠져서 보행시 휘청거린다든지, 저리고 아프고 화끈거리는 증상이 생길 수 있고요.

또 손끝 발끝의 감각 이상으로 저리거나 뭔가 둔한 감각이 생기기도 합니다.

성인의 경우에 수초 손상을 유발하는 가장 큰 요인은 뇌졸중, 세균이나 바이러스 감염, 면역질환, 대사장애, 영양결핍, 일산화탄소중독(연탄가스중독), 항생제 남용, 지나친 음주가 있습니다. 지나친 음주가 나쁜 것이 신경 손상 때문입니다. 그래서 기억력이 떨어지고 운동신경이 점점 약해지고, 심지어 감정의 손상도 유발할 수 있습니다.

이 장에서는 이러한 신경의 껍질, 수초의 손상을 예방하고 치료할 수 있는 가장 중요한 음식에 대해 알아보려고 합니다. 수초는 염증에 의해서 손상되고 파괴되기도 하지만, 몸의 치유력이 회복되면 다시 재생될 수 있기 때문에 어떤 영양분을 섭취하는가가 굉장히 중요합니다.

신경의 껍질, 수초를 재생하는 데 가장 큰 도움을 주는 영양분은 비타민 B12입니다. 비타민B12는 세포분열에 관여하고 DNA, RNA, 혈액을 생성하고, 신경조직의 대사에 중요한 역할을 합니다.

그래서 비타민B12가 결핍되면 다양한 질환이 야기될 수 있습니다. 최근에는 심혈관계 질환, 알츠하이머치매, 우울증, 암 등 질환과도 관련이 있다고 보고되고 있습니다.

하지만, 비타민 B12만 다량 섭취하면 간 기능을 저해하는 등의 부작용도 초래할 수 있기 때문에 비타민 B12의 섭취는 여러 가지 비타민B가 함께 포함된 비타민B군 복합체의 복용을 권합니다.

비타민 B군은 특히 신경계의 기능에 절대적인 역할을 하는데요. 평소에 초조감을 잘 느끼는 사람, 작은 스트레스 상황에도 민감하게 반응하는 사람은 비타민 B군을 보충해 줄 필요가 있습니다.

또한 비타민 B군은 '브레인 비타민'이라고도 부릅니다. 과음과 흡연을 일삼는 사람, 머리를 많이 쓰는 사람에게서도 결핍되기 쉬운데요. 비타민 B군이 포도당 합성을 활발하게 해 주어서 뇌 신경에 영양을 공급해주기 때문입니다.

또한 비타민 B군은 행복 호르몬이라고 불리는 '세로토닌'의 분비를 촉진해줍니다. 세로토닌이 합성되려면 비타민 B군, 포도당, 트립토판이 필요한데요. 비타민 B가 트립토판을 세로토닌으로 전환해주는 데 필수 효소로 작용합니다.

비타민 B가 많은 음식으로는 시금치 토마토 바나나가 대표적입니다. 시금치는 비타민과 미네랄이 풍부한 채소로 알려져 있습니다. 시금치에는 비타민 B2, 비타민 B9, 비타민 C, 철분, 칼슘, 마그네슘 등의 영양소가 풍부하니까요 많이 드시면 좋겠습니다.

토마토는 비타민B1, 비타민 B2, 비타민 B6 등이 풍부하게 들어있습니다. 또한 식이섬유가 풍부해서 위와 장을 튼튼하게 해주고, 비타민 K도 풍부해서 갱년기의 골다공증도 예방해줍니다.

바나나는 비타민 B 함유량이 높은 대표적인 음식입니다. 체내에서 생성되는 노폐물인 젖산 성분을 분해해서 피로 해소에 도움을 줍니다.

또 바나나에 들어 있는 베타카로틴, 비타민A 성분은 피부 미용과 노화 방지에도 효과가 있습니다.

마지막으로 맥주효모도 있습니다. 맥주효모는 비타민 B군이 풍부할 뿐만 아니라 엽산, 콜린, 메티오닌 성분도 풍부해서 항암효과, 항염증 효과까지 있습니다. 하루 4-12g 정도 복용하시면 좋습니다.

신경의 손상 외에도 근육의 통증과 저림 그리고 이상 감각을 유발하는 원인에는 마그네슘 결핍이 있습니다.

마그네슘은 우리 몸의 신경을 자극해서 활성화하는 역할을 하므로 마그네슘이 결핍되면 감각이 무뎌지기 쉽습니다. 그래서 손가락 발가락이 따끔거리기도 하고 팔, 다리에 무감각증상이 나타나기도 합니다.

또 근육 경련을 유발하기도 합니다. 마그네슘 수치가 낮아지면 칼슘이 신경세포로 더 많이 유입되기 때문에 근육 신경을 과도하게 자극해서 경련이 발생합니다. 마그네슘은 기분의 변화를 일으키기도 하는데요. 마그네슘이 부족해지면 괜히 불안하거나 우울해질 수 있습니다.

마그네슘은 녹황색 채소, 견과류, 콩, 아보카도, 바나나, 다크초콜릿에 많이 들어 있으니까요. 평소 미리미리 챙겨 드시면 좋습니다.

근육의 통증과 저림 그리고 이상 감각을 유발하는 원인 중에 에너지 부족도 있습니다. 근육을 움직이는 에너지가 부족해지면 근육의 통증과 저림, 이상 감각이 발생합니다. 근육을 움직이는 에너지는 미토콘드리아라고 하는 세포 속 기관에 의해서 만들어집니다. 미토콘드리아에서 ATP라고 하는 에너지 배터리를 만들고, 이 ATP가 근육을 움직이는 거죠.

힘이 좋은 운동선수들은 미토콘드리아 숫자가 많고, 많은 미토콘드리아가 더 많은 에너지를 생산합니다. 그래서 근육에 힘이 넘쳐나게 됩니다. 근육에 힘이 없거나 근육량이 부족해지면 근육의 통증과 저림, 경련, 이상 감각이 더 많이 발생하는 원인이 됩니다.

이 힘을 내는 에너지 배터리인 ATP의 생산을 돕는 효소가 코엔자임 큐텐(코큐텐, CoQ10)입니다. 코큐텐은 우리 몸속 60조 개의 모든 세포에 다 들어 있습니다. 그래서 더 중요합니다.

코큐텐이 풍부한 음식은 연어, 닭고기, 땅콩, 브로콜리, 오렌지, 딸기, 시금치, 두부 등이 있습니다. 많이 드시고 근육과 관절 건강 챙기시길 권합니다.

식사 후에 하면 좋은 5가지 습관

독자 여러분은 하루 몇 끼의 식사를 하시나요? 예전에는 하루 세끼 시간 맞춰서 꼬박꼬박 규칙적으로 먹는 것이 건강의 가장 기본인 것처럼 알려졌었는데요. 요즘은 아침은 건너뛰고 점심과 아침 사이에 아점을 드시는 분도 많습니다. 고상한 말로 브런치라고도 하죠.

사실 식사는 너무 규칙적으로 할 필요가 없습니다. 배가 고플 때 뭔가를 먹는 게 가장 좋습니다. 회식이나 모임에서 저녁을 아주 거하게 먹었으면 다음 날 아침은 한 번쯤 건너뛰어도 되는 거죠.

아침밥을 된장국에 한 공기 다 먹고, 출근해서 점심은 제육볶음 먹고, 저녁에 퇴근해서 온 가족과 함께 삼겹살 파티를 벌이면 좀 과합니다. 아침에 먹은 음식이 소화되기도 전에 점심을 먹게 되고, 점심때 먹은 음식이 소화되기도 전에 저녁을 또 먹게 되는 거죠.

사실 노동을 하시는 분들이나 운동이 직업인 분들은 활동량이 워낙 많으니까 식사를 많이 하셔야 합니다. 그래도 살이 안 찌잖아요. 몸이 힘들다는 것은 에너지 소비가 많다는 것을 말합니다.

그런데, 앉아서 일하시는 분들과 평소 운동량이 많지 않으신 분들은 에너지 소비가 생각보다 많지 않습니다. 그래서 음식을 생각보다 필요 이상으로 먹는 경우가 많습니다.

그래서 제가 말씀드리고 싶은 것은 너무 규칙적인 식사에 집착하지 마시고, 배가 비었을 때 식사를 하는 탄력 있는 식사습관 가지시라는 것입니다. 음식을 먹는 것이 즐거워야 소화도 더 잘 되니까 말이죠.

이번 장에서는 식사 후에 하면 좋은 다섯 가지 습관에 대해 알아보려고 합니다.

첫 번째는 양치질입니다.
이빨이 튼튼한 게 참 큰 복이죠? 나이가 들어보니까 이빨을 죽을 때까지 잘 간직하는 게 얼마나 힘든 일인지 알게 되더군요. 상어처럼 이빨이 계속 자라 올라오면 좋을 텐데 말입니다.

밥을 먹고 나서 이빨 사이사이에 낀 음식물 찌꺼기를 잘 청소해주는 것이 이빨을 오래도록 보존하는 가장 손쉽고 효과적인 방법입니다. 그래서 식사 후에는 꼭 양치하시기를 권합니다.

다만, 한가지는 주의할 점이 있습니다. 과일주스나 탄산음료, 커피 등의 산성 음식을 먹고 나면 이빨의 에나멜질이 함께 녹아서 손상될 수 있기 때문에, 꼭 맑은 물로 '초벌 양치' 한 번 하시고 나서 '본 양치'하시기 바랍니다. 제가 아는 치과 선생님이 양치하기 전에 손가락으로 이빨을 맑은 물로 몇 번 닦아주면 좋다고 하더군요.

두 번째는 식후 커피나 녹차 혹은 허브차를 한잔 마시기입니다.
　커피와 녹차는 위산의 분비를 촉진하기 때문에 음식물의 소화를 돕습니다. 그래서 소화가 어려운 육식을 하고 난 다음에는 커피가 당기는 것입니다. 커피는 강심작용도 있기 때문에 심장의 박동을 증가시켜서 위장의 운동을 촉진합니다.

　녹차의 카테킨 성분은 간을 해독하는 작용이 있어서 소화흡수를 돕습니다. 또 녹차에 많이 들어 있는 탄닌 성분은 모세혈관을 튼튼하게 해주죠. 그래서 위장관 출혈이 있으신 분들께 좋습니다. 탄닌은 변을 굳게 하는 기능도 있어서 설사를 자주 하는 분들께도 효과가 있습니다.

　이 외에 여러 가지 효능 있는 허브차 한잔 드시고, 여유 있고 건강한 식사습관 완성하시면 좋습니다. 다만, 탄닌은 철분의 흡수를 방해하기 때문에 철 결핍성 빈혈이 있으신 분들은 탄닌 성분의 차는 피하시는 것이 좋습니다.

세 번째는 식후에 잠시 휴식을 취하기입니다.
　우리가 식사하게 되면 위장으로 피가 몰려가게 됩니다. 그래서 배가 후끈해지기도 하고 또 분비물이 증가해서 목구멍으로 뭔가 수분이 막 올라오기도 합니다. 식후에 바로 올라오는 가래가 이런 것인데요. 식후에는 위장관의 모든 분비물이 증가하기 때문입니다. 제대로 잘 배출만 되면 노폐물을 제거하는 데 도움이 됩니다.

　그리고 정신은 좀 멍해지죠? 피가 배(복부)로 다 몰려가서 뇌가 비어 버리기 때문입니다. 졸리기도 하고 생각도 잘 나지 않고, 집중도 잘 되지 않습니다. 시에스타(siesta)라고 하나요? 지중해나 남미 사람들이 밥 먹고 좀 길게 쉬잖아요. 잠을 자기도 하고요. 요즘은 좀 게을러 보이기도 하고 노동 생산성이 떨어져서 없어지는 추세라고 합니다.

하지만 과학적으로는 식후 30분 정도 가볍게 쉬거나 잠을 자면 더 좋다고 합니다. 30분 정도 짧게 낮잠을 자고 나면 오히려 원기가 회복되고 지적, 정신적 능력이 향상된다고 하는군요.

불면증 환자분들이 밤에 잠을 자기 위해서 낮에 필사적으로 잠을 참는 경우가 있는데요. 저는 반대합니다. 밤에 못 잔다고 해서 낮잠을 줄일 필요는 없습니다. 밤에 못 자서 피곤해진 몸을 낮잠을 통해서라도 회복시키면 오히려 밤잠이 회복되는 경우가 많습니다. 낮에 잠깐 10분~30분 자는 것이 밤에 2~3시간 자는 효과를 내기 때문입니다.

네 번째는 식후 디저트 먹기입니다.

앞에서 커피 한잔, 녹차 한잔 마시라고 말씀드렸는데요. 차가 있으면 다과가 있어야 제멋이죠? 여러 가지 과일이나 약간의 쿠키 견과류 등을 간식으로 드시는 경우가 많습니다.

그런데 당분이 많은 과자나 케이크, 쿠키류는 피하시는 것이 좋습니다. 당분이 몸속으로 들어오면 포만감이 더욱 커지기 때문에 식사 후에 당을 추가로 섭취하면 복부 팽만감이 있으신 분들은 특히 괴로울 수 있습니다. 하지만 과일 종류는 드셔도 되는데요.

과일도 당이 많은데 먹어도 되냐고요? 사실 요즘 과일이 너무 달기는 합니다. 이제는 마트에서 '저당도' 표시가 있는 과일을 팔아야 할 정도죠.

과일을 먹는 가장 큰 이유는 당이 아닙니다. 비타민이나 미네랄도 아니죠. 식이섬유 때문입니다. 과일 성분의 대부분이 수분과 섬유질입니다.

이 섬유질이 우리 몸 건강에 도움을 줍니다. 식사 중에 야채를 많이 드시는 분들은 괜찮지만, 육식을 많이 하거나, 밥만 많이 먹거나, 빵과 면을 많이 드시는 분들은 섬유질이 부족해지기 아주 쉽습니다.

섬유질은 프리바이오틱스(prebiotics)라고도 알려져 있는데요. 유산균의 먹이가 됩니다. 그래서 장내에 유산균이 잘 자라려면 충분히 공급해야 합니다. 그런데 섬유질은 사람이 소화를 시키지 못합니다.

간혹 장이 좋지 않으신 분들이 한의원에 오셔서 "저는 먹은 음식이 그대로 똥으로 나옵니다."라고 말씀하시는 분들이 계시는데요. 주로 채소나 과일, 혹은 씨 종류가 변에 그대로 나오는 경우를 말합니다. 콩나물 같은 것이 변과 함께 그대로 나오는 것을 보신 적이 있을 겁니다.

식이섬유는 소화가 되지 않기 때문에 변이 풀어지시는 분들은 그 모양이 그대로 나오는 것입니다. 소는 섬유질을 다 녹여서 소화하고 흡수해서 근육도 만들고 뼈도 만듭니다. 하지만 사람은 그렇지 못합니다.

그럼 소화도 안 되는 것을 왜 먹냐고요? 앞에서 말씀드린 대로 유산균의 먹이가 되기도 하고요. 또 변을 뭉치게 하는 효과도 있습니다. 장운동을 자극하기도 하고요. 결정적으로 장을 청소해줍니다. 여러 가지 장내 노폐물들을 흡착해서 모아서 몸 밖으로 배설해 주는 역할도 합니다.

그래서 섬유질은 많이 드시는 것이 좋습니다. 대장암을 예방하기 위해서 제일 먼저 하는 것이 육식을 끊고 채식하는 것이잖아요. 식후에 과일 몇 점 드시는 것은 건강을 지키는 좋은 습관입니다. 너무 단 과일만 찾지 않으시면 됩니다.

다섯 번째는 식후에 반드시 '운동하라' 입니다.
앞에서 식후에 누워 자라고 하더니 이번에는 운동하라고요?

사실 위가 약하고, 체력이 약하신 분들은 식후에 바로 운동을 하면 오히려 좋지 않습니다. 위장으로 가서 소화할 피도 부족한데, 운동까지 하면 피가 근육으로 빠져나가서 소화에 방해가 됩니다.

하지만 건강에 큰 문제가 없으신 분들이나 소화력이 조금만 약하신 분들은 가벼운 운동이 도움이 됩니다. 몸을 좀 움직여 줘야 위장도 움직이고 소화도 더 촉진됩니다.

특히 복부팽만증이 있으신 분들은 식사 후에 탄수화물이 몸속으로 들어오면 팽만감이 더 심해지는데요. 이때 위장관으로 혈액이 엄청나게 몰리기 때문에 팽만감이 더 심해집니다.

그래서 산책이나 가벼운 제자리 뛰기 등과 같은 체조를 통해서 혈액을 사지로 분산시켜야 팽만감이 감소합니다. 또 운동을 통해서 에너지를 소모해야 팽만감이 감소하고 비만도 방지할 수 있죠.

몇 년씩 소화가 되지 않아서 답답함을 호소하시는 분들도 식후에 체조와 산책을 시작하고 나서 증상이 개선되었다고 말씀하시는 분들이 많습니다.

식사 후에 바로 달리기나 등산, 수영, 축구 같은 과격한 운동을 하시는 것은 좋지 않습니다. 갑자기 심한 운동을 하면 자율신경의 교감신경 작동에 의해서 위장 운동이 멈추어 버리기 때문입니다. 하지만 가벼운 운동은 오히려 위장 운동을 촉진하니까요. 습관 만드시면 아주 좋습니다.

다 먹고 살자고 하는 일이잖아요. 사는 데 먹는 재미가 없으면 무슨 낙이 있겠습니까? 맛난 음식 잘 드시고, 차 한 잔의 여유도 즐기시고, 졸리면 잠도 주무시고, 가벼운 운동으로 혈액순환도 살리셔서 즐거운 인생 되시기를 기원합니다.

이런 분은 생강 절대 먹지 마세요!

저는 생강 예찬론자입니다. 생강에 대해서 글과 영상을 아주 여러 번 만들고 언급도 자주 하는 편이죠. 생강이 정말 우리 몸 건강에 엄청난 효능을 가지고 있기 때문입니다.

그런데 이렇게 좋은 생강도 잘 못 드시면 큰 독으로 작용할 수 있는데요. 사실 제가 한의원에서 환자분들께 생강차 드시면 좋다고 자주 말씀드립니다. 그러면 환자분들이 제 말을 너무 잘 따라서 문제가 생길 때가 가끔 있습니다.

대부분의 문제는 생강을 너무 많이 먹어서 탈이 생기는 것인데요. 뭐든 많이 먹으면 좋겠지 하는 마음이 앞서서 그렇습니다.

생강은 구토나 멀미를 비롯한 심장병, 혈액순환, 다양한 소화기질환에 이르기까지 아주 많은 효과가 있습니다.

이렇게 좋은 생강도 피해야 하는 몇 가지 조건이 있습니다. 이 장에서는 생강을 잘 먹는 방법에 대해 한 번 알아보겠습니다.

첫 번째는 고혈압 관련입니다.

요즘 주변을 보면 고혈압 없는 사람이 없습니다. 고혈압약은 성분에 따라 칼슘 채널을 차단하거나 베타 차단제이거나 그런 종류입니다.

칼슘 채널 차단제는 혈관과 심장근육이 수축하는데 필요한 칼슘의 이동을 막아버립니다. 그래서 혈관이 확장되고, 심장 박동 속도와 심장의 박동력을 줄이는 약물입니다.

베타 차단제는 자율신경계 중에서 교감신경의 베타 수용체를 차단해서 심근의 수축력과 심장의 박동수를 감소시킵니다. 그래서 혈압을 내리죠.

또 몇 가지 이뇨제도 혈압약으로 처방됩니다. 몸에서 물을 빼야 혈압이 떨어지기 때문입니다. 그래서 혈압 있으면 항상 살 빼라는 소리를 듣게 되는 것이죠.

생강이 혈액순환을 돕고 몸에서 여분의 체액을 소변으로 빼는 효능이 있습니다. 그래서 생강을 너무 많이 먹게 되면 혈압이 생각보다 더 낮아질 수 있습니다. 그래서 고혈압약을 드시는 분들은 생강을 드실 때 항상 자신의 혈압을 모니터링하시는 것이 좋습니다.

두 번째는 임신 관련인데요.

임산부나 모유를 수유 중인 분들도 생강 복용에 주의해야 하는 것으로 알려져 있습니다. 태아에게 태열이나 아토피 등의 열성 질환이 발생할 수 있다고 합니다. 그런데, 이 부분은 좋다 나쁘다 약간의 논란이 있기는 합니다. 제 생각도 그렇고 대부분의 전문가도 큰 문제가 없다는 것이 정설입니다. 너무 많이만 드시지 않으면 괜찮습니다. 오히려 입덧과 같은 구역감, 구토를 예방해주고 몸을 따뜻하게 유지해 주기 때문에 이점이 더 많습니다.

세 번째는 혈액 관련입니다.

생강은 항혈전, 항혈소판 응집 효과가 있습니다. 혈액에 노폐물이 생기거나 찌꺼기가 뭉쳐서 혈전이 생기는 것을 방지해줍니다. 그래서 평소 출혈 질환이 있거나, 항혈소판제제, 혈액희석제를 드시고 계시는 분들은 피하시는 것이 좋습니다. 또 수술을 앞둔 분들도 출혈의 위험이 있기 때문에 수술 전 일주일 정도에 끊으시는 것이 좋습니다.

네 번째는 당뇨병 관련입니다.

생강은 혈당을 내리는 효능이 아주 강합니다. 그래서 당뇨병 환자분들이 많이 드십니다. 그런데 생강을 너무 많이 먹다 보면 과도하게 혈당이 떨어지기도 합니다. 그래서 앞서 말씀드린 고혈압의 경우처럼 항상 모니터링하면서 적정량을 드셔야 합니다.

다섯 번째는 약간의 심장 관련 문제인데요.

부정맥이 있거나 심장 박동이 불규칙한 분들도 가끔 문제가 생길 수 있음으로 생강을 복용하실 때 주의하시면 좋습니다.

여섯 번째는 소화기 관련입니다.

생강의 효능이 가장 강력하게 나타나는 부분이 소화기 질환입니다. 소화를 돕고 내장의 혈액순환을 활성화해줍니다. 그런데 때로는 생강이 가스 발생을 유발하기도 합니다. 또 생강을 너무 많이 섭취하면 위장관의 점막이 부어오르기도 합니다. 그래서 복부 팽만감이 더 심해지기도 합니다. 그래서 이유 없이 가스가 차고 팽만감이 심해질 때는 생강의 섭취를 줄이시는 것이 좋습니다.

또 만성위염이나 위축성위염 장상피화생 등의 질환으로 위장의 벽이 얇고 손상된 경우에는 속 쓰림이 많이 발생하는데요. 이때도 생강이 속쓰림을 더욱 악화시킬 수 있습니다.

위산 역류가 있어서 가슴에 타는 듯한 통증이 있으신 분들도 통증이 더 악화할 수 있습니다. 생강의 매운맛이 위와 식도의 점막을 자극하기 때문입니다. 이런 분들도 생강 복용을 자제하거나 피하셔야 합니다.

일곱 번째는 먹는 시간입니다.
생강은 자극성이 강한 매운 음식입니다. 그래서 공복에 먹는 것을 피해야 합니다. 생강이 몸에 좋다고 해서 공복에 잔뜩 먹다가 뜨거운 맛을 보게 되는 경우가 많습니다. 위와 장을 과도하게 자극하기 때문입니다.

생강은 사실 놀라운 건강 회복 효능을 가지고 있습니다. 앞서 말씀드린 여러 가지 좋지 않은 경우만 피하면서 복용하시면 아주 좋은 건강식품입니다.

하지만 생강의 부작용은 줄이면서 효능을 극대화하는 방법도 있습니다. 이 부분이 제일 중요하죠. 생강은 생강만 단독으로 먹을 때 부작용이 많이 발생합니다. 약성이 너무 강하기 때문인데요. 그래서 생강의 강한 약성을 조금 중화 시켜 줄 필요가 있습니다.

생강과 함께 대추와 결명자를 복용하면 이런 부작용의 대부분이 없어집니다. 대추가 생강의 매운 자극과 독성을 중화해주고, 결명자가 생강의 강한 열성 자극을 완화해줍니다.

앞서 말씀드린 여러 가지 문제들 모두 꼭 기억하시면서, 생강차 혹은 생강 분말 복용하시면 생강의 효능 100% 활용할 수 있으시리라 믿습니다.

3장

마법의 건강 가루

피부 미백을 돕는 가루

희고 투명한 피부는 모든 사람의 로망입니다. 요즘은 여성분들뿐만 아니라 남성들도 피부에 아주 관심이 많습니다. 다들 외모로 사람을 평가하지 말라고 하지만, 현실은 뭐 그게 다인 것 같습니다.

사실 사람마다 피부색이 다 다릅니다. 어떤 사람은 좀 더 희고, 어떤 사람은 검고, 어떤 사람은 또 좀 붉은 기운이 돕니다. 이렇게 사람마다 피부색이 다른 이유는 크게 세 가지입니다. 첫 번째는 피부의 멜라닌 색소의 양이 달라서 그렇고, 두 번째는 피부의 두께가 달라서 그렇고, 세 번째는 피부의 혈액순환 양이 달라서 그렇습니다.

첫 번째, 피부색을 결정하는 멜라닌 색소의 양은 타고나는 것입니다.
그런데, 살다 보면 멜라닌 색소가 더 많아지기도 하고, 또 줄어들기도 합니다. 야외생활을 많이 해서 햇빛을 많이 받다 보면 자외선이 피부를 손상합니다. 이때 멜라닌 색소가 증가합니다. 그래서 해수욕 한번 하고 오면 피부가 다 타버리는 거죠.

이렇게 증가한 멜라닌 색소는 색소를 감소시키거나, 색소의 이동을 차단하는 화장품이나 연고로 어느 정도 커버가 가능합니다. 주로 비타민 A가 포함된 제품이 많이 쓰입니다. 레티놀이라고 하는 성분을 이용하는 것인데요. 레티놀이 멜라닌 생성을 억제하고, 멜라닌의 이동을 차단하고, 손상된 각질 세포를 탈락시키는 역할을 합니다.

레티놀은 지용성 성분이기 때문에 피부에 바르면 즉각 효과가 나타납니다. 또 레티놀은 새롭고 건강한 피부세포가 자라도록 돕기 때문에 피부 노화를 방지하는 효능도 있습니다. 반대로 멜라닌 색소가 없어지는 경우도 있습니다. 백반증인데요. 아직 원인 규명이 되지 않은 난치질환에 속합니다. 이 부분은 이 장의 이야기에서 제외하겠습니다.

두 번째는 피부의 두께가 달라서 피부색이 달라집니다.
피부가 두꺼우면 피부가 좀 검고, 탁해 보이죠. 피지 분비가 많아지기 때문에 지성 피부인 경우가 많습니다. 얇은 피부는 혈관이 비치기 때문에 붉은색을 더 많이 띠게 되고, 건조해지기 쉽습니다. 얇아서 수분이나 유분을 많이 함유하기 어렵기 때문입니다. 이 부분도 영양부족을 제외하고, 타고나는 것이라 큰 의미가 없습니다.

세 번째는 혈액순환이 잘되느냐 아니냐에 따라 피부색이 달라집니다.
혈액순환이 잘 되면 피부에 광택이 생기고 화색이 돌죠. 약간 붉은 기가 돌면서 광이 나게 됩니다. 반대로 혈액순환이 잘 안 되면 색이 탁해지죠. 이 부분이 이 장에서 이야기 드릴 가장 중요한 핵심 내용입니다.

우리의 혈액이 맑을 때는 아주 붉죠. 동맥혈이 그렇습니다. 산소를 한껏 머금고 있을 때는 더 붉습니다. 그런데 혈액이 산소를 소모하고 정맥으로 들어오면 색이 푸른빛이 됩니다. 색이 검고, 탁해집니다. 그래서 피부에 혈액순환이 잘 안 되면, 피부색이 검고, 탁해집니다.

밤을 새우고 난 다음 날 얼굴색이 그렇고, 오랜 기간 병을 앓고 있는 사람의 얼굴색이 그렇습니다. 하루에도 몇 번씩 얼굴색은 변합니다. 배고플 때 창백해지고, 든든하게 먹고 나면 화색이 돕니다.

또 화가 나면 붉어집니다. 화가 나서 열을 받으면 머리에서는 뚜껑이 열리고, 김이 나고, 얼굴은 붉으락푸르락해집니다. 혈액이 마구 몰려오기 때문입니다. 하지만, 상황이 끝나고 나면 혈액의 흐름이 감소하고 다시 정상 얼굴색으로 돌아옵니다.

그런데, 이렇게 몹시 화가 나는 일도 없는데, 시도 때도 없이 얼굴이 붉어지는 질병을 안면홍조라고 합니다. 또 안면홍조가 주로 사람과의 관계에서 발생하면 감정 홍조라고 하죠. 사랑하는 사람이 지긋이 바라볼 때 얼굴이 붉어지는 것은 정상입니다.

그런데 옆 테이블에 앉아있는 꼴 보기 싫은 김대리가 쳐다보는데 얼굴이 붉어지면 감정 홍조라고 합니다. 기분이 나빠서 얼굴이 붉어지는 것입니다. 이때는 자율신경이 관여합니다. 교감신경이 과흥분되면서 안면의 혈액 순환량이 비정상적으로 늘어나 버리는 것입니다.

안면홍조는 온도 차에 의해서도 발생합니다. 차가운 겨울날, 바깥에 오래 있다가 따뜻한 실내로 들어오면 얼굴이 붉어집니다. 차가운 날씨가 피부 혈관을 모두 닫아버려서 피부가 딱딱하게 굳어 있다가, 따뜻한 실내로 들어온 순간 모든 혈관이 열리면서 얼굴이 일시에 붉어지는 것입니다.

이때도 일정 시간 후에 정상 피부색으로 돌아오면 아무 이상이 없는 것입니다. 대신 한참이 지났는데도 얼굴색이 계속 붉다면 안면홍조증을 의심해 볼 수 있습니다.

이렇게 피부의 색은 혈액의 순환과 아주 관련이 깊습니다. 멜라닌 색소나 피부 두께의 원인보다 훨씬 많은 원인이 혈액순환의 문제라고 보시는 것이 좋습니다.

그래서 새하얗고 투명하고 광이 나는 피부를 만들기 위해서는 피부의 혈액순환이 가장 중요합니다. 피부 혈액순환이 잘 안 되면 피부색만 나빠지는 것이 아니라 부종도 잘 생깁니다. 얼굴이 붓고, 푸석푸석해지고, 참을 수 없는 쳐짐이 생깁니다.

피부의 가장 바깥쪽은 죽은 세포입니다. 죽은 세포를 겹겹이 쌓아서 우리 몸을 지킵니다. 죽은 세포의 벽이 바이러스나 세균, 독소가 우리 몸속으로 직접 들어오는 것을 막습니다.

코로나 19 바이러스에 감염되지 않기 위해서 손을 자주 씻으라고 하잖아요. 바이러스나 세균도 피부를 뚫고 직접 우리 몸속으로 들어오지 못하기 때문입니다. 손에 묻은 바이러스나 세균이 우리가 손을 입에 대거나, 눈을 문지를 때, 몸속으로 들어오는 것입니다.

그런데 이 죽어 있는 세포의 색깔도 혈액순환에 의해 결정됩니다. 피부 아래쪽을 흐르는 혈액이 잘 돌 때는 피부색이 맑고 화사해지고, 혈액순환이 나빠지면 영양공급이 되지 않아서 세포의 탈락이 증가합니다. 그래서 각질이 더 많이 발생합니다. 여름에는 뽀얗든 정강이와 발뒤꿈치가 겨울만 되면 각질로 덮이는 이유가 혈액순환 때문입니다. 겨울에는 피부혈관이 더 많이 닫혀버립니다. 그래서 더 많은 피부세포가 죽어서 각질층을 형성합니다.

피부의 혈액순환이 중요하지만, 혈액이 너무 많아져도 문제가 생깁니다. 얼굴 피부에 혈액이 너무 많아졌다는 것은 피부에 뭔가 손상이 생겼다는 것을 말합니다. 주로 감염이나 손상에 의한 경우가 많은데요. 안면홍조가 심해서 늘 많은 혈액이 얼굴로 몰려와 있어도 혈관에 문제가 생길 수 있습니다. 혈관 벽에 염증이 생기면 붉은색 홍조가 항상 그 자리를 차지하게 됩니다. 이 경우는 혈관에 염증이 발생한 피부혈관염을 의심해보아야 합니다.

어쨌든 혈액순환이 너무 적으면 얼굴이 창백해지고, 윤기가 없어지고, 푸석푸석해지고, 각질이 생깁니다. 또 혈액순환이 너무 많으면 얼굴이 붉어지고, 염증이 생기고, 혈관염으로 발전하기도 합니다.

그래서 건강하고 하얀 피부를 만들기 위해서는 기본적으로 혈액순환을 살려주면서, 너무 과하게 혈액이 정체되지 않도록 해주어야 합니다.

피부를 하얗고 건강하게 만들어주는, 이 장에서 소개해 드릴 가루는 뽕잎 가루입니다. 한약명으로 상엽이라고 합니다. 상엽은 예로부터 주로 안면과 머리의 열성 질환을 치료하는 데 사용되었습니다. 그 성질이 차고 항염증 작용이 강합니다.

뽕잎의 주요 성분 중에 세린과 타이로신 성분이 뇌 혈류를 활성화해서 건망증과 치매 뇌출혈 중풍을 예방해줍니다. 또 루틴 성분이 많아서 모세혈관을 강화해 줍니다. 루틴은 콜라겐이 파괴되는 것을 막아주고, 모세혈관의 투과성을 정상화하고, 지질을 분해해서 당뇨와 비만을 예방하고 염증을 억제합니다. 그래서 혈관 손상으로 인한 혈관염을 억제합니다.

또 많은 양의 가바 성분을 포함하고 있어서 신경흥분을 억제합니다. 그래서 교감신경이 과흥분되는 것을 막아주죠. 그래서 교감신경의 과흥분으로 인한 안면홍조와 감정 홍조를 치료하는 효과를 발휘합니다. 또 불안감이나 두려움, 우울감, 불면증 등을 치료하는 효과도 있습니다.

가바는 뇌 신경세포 사이에서 메시지 전달을 하는 신경전달 물질입니다. 가바는 자신이 원하지 않는 생각을 억제할 수 있는 능력이 있습니다. 불안감과 교감신경 흥분의 원인이 되는 원치 않는 불길하고 기분 나쁜 생각을 억제해서 마음을 차분하게 만들어줍니다.

그래서 뽕잎 차를 자주 드시게 되면 모세혈관을 강화해서 혈액순환을 돕고, 콜라겐의 파괴를 막아서 탱탱한 피부를 만들어줍니다. 또 가바의 작용으로 교감신경의 과흥분을 억제해서 감정 홍조를 예방하죠. 항염증 작용으로 여드름과 피지의 염증과 혈관염도 미리 차단할 수 있습니다. 또 갱년기 여성의 홍조와 식은땀 치료에도 도움이 됩니다.

뽕잎 가루를 차로 만들어 드실 때 가장 조심해야 할 점은 뽕잎의 성질이 차다는 것입니다. 그래서 피부를 희고 투명하게 만들 수 있지만, 평소 위와 장이 약하시거나 추위를 많이 타는 냉성체질인 분들은 조심하셔야 합니다.

이런 부작용을 줄여주기 위해서 생강과 같은 따뜻한 약제를 함께 복용하시면 됩니다. 생강 대추차에 뽕잎 가루를 넣어서 드시면 좋습니다. 생강이 위와 장의 혈액순환을 도와서 피부에서 복강으로의 혈액순환을 만들어내고, 대추의 진정작용이 홍조를 완화해 줍니다.

마지막으로 피부를 희고 투명하고 광나고 건강하게 만들기 위해서는 한 가지 조건이 더 필요합니다. 플러스알파가 필요하죠. 아무리 좋은 화장품을 바르고, 천하의 명약을 먹더라도 안되는 것이 있습니다. 피부와 얼굴의 노폐물을 제거하고 진정한 혈액순환을 살리려면 운동이 꼭 필요한데요. 운동을 통해서 심장과 폐를 튼튼히 하고, 온몸 곳곳으로 신선한 피를 보내고, 땀을 흘려서 피부 아래쪽 피하에 쌓인 열독과 노폐물을 제거하지 않으면 아무 소용이 없는 것입니다.

희고 건강하고 광택이 나고 화사한 피부는 적당한 운동이 기본이 된 후에, 멜라닌을 제거하는 레티놀도 효과가 나타나고, 혈관을 튼튼히 하는 루틴도 소용이 있는 것이고, 신경을 진정시키는 가바도 그 값어치를 하는 것입니다.

뽕잎 차 많이 드시고, 운동 열심히 하시면 안면홍조도 없고, 감정 홍조도 없는, 그 누구보다 희고 화사하고 광택 나고 예쁘고 건강한 피부 가지시게 되실 것으로 믿습니다.

안구건조증, 인공눈물 없이 치료하는 가루

독자 여러분의 눈은 안녕하신가요? 몸이 천 냥이면 눈이 구백 냥이라고 하는 옛말이 있습니다. 우리 몸의 모든 구성요소가 다 중요하긴 하지만 그래도 눈이 우리 삶에서 차지하는 비중이 아주 큽니다.

건강한 눈을 100살까지 유지할 수 있다면 그것보다 좋은 것이 없겠죠. 눈에 병이 생기면 참 성가시고 힘듭니다. 유행성결막염 같은 눈병에 한 번 걸려본 사람들은 다 알죠. 눈병이 얼마나 고통스러운지 말이죠.

저도 예전에 각막에 상처가 나서 안과를 다닌 적이 있는데요. 눈의 통증은 상상을 초월합니다. 뇌가 직접 아픈 느낌이죠.

눈병 중에 가장 흔한 것이 안구건조증인데요. 요즘처럼 휴대폰이나 컴퓨터, TV를 장시간 보던 시대가 없었습니다. 그래서 눈이 그 어느 때보다 일을 많이 합니다.

제 친구 중에 안경 낀 사람이 아주 많은데요. 일반적으로 시골 출신은 안경을 낀 사람이 드물고, 도시 출신이 안경 낀 사람이 더 많습니다.

어릴 때부터 눈을 더 많이 혹사해서 그런 게 아닌가 생각됩니다. 몽골 사람들은 시력이 3.0이라는 말도 있는데요. 대자연 속에서 멀리 있는 물체를 많이 보고 자란 사람들의 눈이 더 건강한 것이 사실입니다.

아침에 일어나서 저녁에 잠이 들 때까지 여러분은 눈을 얼마나 쉬게 해 주시나요? 다리는 가끔 쉬어주잖아요. 많이 걸었다든지, 한참을 서서 일했다든지, 혹은 무거운 물건을 좀 들었다든지 하고 나면 다리가 아프죠. 그래서 "이제 좀 쉬어야겠다."하고 앉아서 쉬게 됩니다.

그런데 눈은 이런 혜택을 거의 못 받는 것 같습니다. 아침에 일어나서 저녁에 잠자리에 들 때까지 몇 초 이상 감고 있는 경우가 없습니다. 그래서 눈은 늘 피곤한 거죠.

우리 몸은 피곤해지면 노폐물이 쌓이고 열이 납니다. 눈도 피곤해지면 노폐물이 쌓입니다. 또 눈은 외부에서 먼지나 바이러스, 세균이 끊임없이 들어오는 곳이기 때문에 면역기능이 아주 중요합니다. 그래서 끊임없이 눈물을 만들어서 그런 이물질을 씻어내고, 노폐물을 씻어내고, 열을 식히게 됩니다.

눈물 속에는 라이소자임이라고 불리는 면역물질도 함유하고 있어서 세균을 녹여버립니다.

눈물은 눈물샘이란 곳에서 만들어집니다. 눈물샘은 양쪽 눈의 바깥쪽 위쪽에 있고, 종일 눈물을 만들어서 아래로 흘려보내는 일을 합니다. 그렇다고 눈물이 폭포처럼 저절로 쏟아지는 것은 아닙니다. 눈을 깜박일 때 온 눈을 적시고, 코로 연결된 눈물관으로 빠져나갑니다.

그래서 눈을 깜박이지 않고 오래 참으면 눈이 시려집니다. 반대로 눈을 자주 깜박여 주면 눈물로 눈을 충분히 적셔줄 수 있죠.

눈물샘은 분비선입니다. 그래서 자율신경의 영향을 받습니다. 우리가 스트레스를 받거나, 화가 나거나, 긴장하게 되면 교감신경이 과흥분됩니다. 그래서 눈물샘도 말라 버립니다. 침샘도 마르고, 위액도 마르고 그렇죠. 교감신경은 우리 몸의 물을 다 말려버립니다.

그래서 신경성 질환을 앓고 계신 분들에게 안구건조증이 많습니다. 안구건조증이 있으면 가장 많이 사용하는 약이 인공눈물입니다.

눈이 시리고 아파서 안과를 가면 무조건 처방해주는 것이 인공눈물이죠. 인공눈물의 주재료는 히알루론산, 카르복시메틸 셀룰로오스, 포비돈 이런 것들입니다. 눈 표면의 상처가 있거나 기름이 부족해서 눈이 빨리 건조해지는 현상을 막아줍니다.

하지만 눈물은 온종일 매시 매초 계속 나오는 것이거든요. 이렇게 외부에서 눈물을 공급하는 것은 한계가 있고 근본적 치료가 되지 못합니다.

인공눈물을 계속 사용하다 보면 오히려 더 건조해지는 현상도 발생하죠. 그래서 안구건조증을 치료하는 유일하고 근본적인 방법은 눈물샘을 활성화하는 것입니다. 그리고 앞에서 잠시 지나가는 말로 언급했는데요. 눈물 성분은 물만 있는 것이 아닙니다. 기름 성분도 포함되어 있습니다.

눈물에 포함된 기름 성분은 눈물샘에서 나오는 것이 아닙니다. 마이봄샘이라고 하는 눈꺼풀 안쪽의 분비선에서 만들어집니다. 이 기름 성분이 나오지 않으면 눈물이 더 빨리 말라버리고, 눈에 자극이 가해져서 결막의 손상도 생기고 통증도 증가하게 됩니다.

정리하면 눈물샘이 활성화되어야 하고 또 눈꺼풀에서 만들어지는 기름도 잘 나와야 합니다. 또 앞에서 한번 말씀드렸듯이 교감신경이 너무 흥분되지 않도록 막아줘야 합니다. 교감신경은 분비샘을 말려버리니까요.

이 장에서는 눈물샘을 자극해서 안구건조증을 치료하는 데 도움을 주는 가루 두 가지를 알려드리려고 합니다.

첫 번째 가루는 구기자입니다.
구기자에는 눈 건강에 좋은 루테인과 제아잔틴 성분이 풍부합니다. 그래서 안구건조증뿐만 아니라 황반 변성을 예방하는 효과도 있습니다. 구기자는 한방에서 음을 보하는 데 많이 사용되는 약재입니다. 눈물이 부족해지는 음기 부족에 특히 효과가 좋습니다.

두 번째 가루는 결명자입니다.
결명자에 포함된 에모딘 성분이 염증을 예방해주고 눈이 지나치게 과열되는 것을 막아줍니다. 스트레스나 과로 혹은 불면증으로 눈이 충

혈되면 눈 주변에 혈관이 자라게 되고 혈액이 모이면서 열이 발생하죠. 이렇게 발생한 열이 눈물을 말려 버립니다. 이때 결명자가 이 필요 없는 열을 식혀주는 역할을 합니다.

구기자와 결명자만 차로 만들어 드셔도 좋지만, 생강 대추차와 함께 복용하시면 더욱 강력한 효과가 나타납니다. 대추의 영양분과 생강의 혈액순환 효능이 구기자와 결명자의 힘을 더욱더 강하게 해주기 때문입니다.

눈 건강은 사실 이런 가루만 먹는다고 해서 완전히 해결되지는 않습니다. 그래서 몇 가지 보완책이 필요합니다. 서두에서 말씀드렸듯이 눈은 종일 쉬지 않고 일을 합니다. 그래서 눈도 좀 쉬게 해주어야 합니다.

하루에 세 번, 아침, 점심, 저녁으로 눈을 20~30분 정도 감고 있는 시간을 가지는 것이 좋습니다. 그냥 감고만 있으면 됩니다. 잠시 쉬어주는 것만으로도 눈물샘이 활성화될 수 있습니다.

또 눈을 자주 깜박여주는 것이 좋습니다. 눈을 너무 오랫동안 뜨고 있으면 눈물샘의 기능이 제대로 발휘되지 못합니다. 눈을 꽉 감고 찡그리는 것도 좋습니다. 눈물샘을 쥐어짜서 강제로 눈물이 나게 하는 효과가 있습니다. 눈물을 한번 짜내고 나면 또다시 눈물이 만들어지도록 자극이 됩니다. 한번 해 보세요. 눈을 한껏 찡그리고 나면 눈물이 찔끔 나옵니다.

반대로 눈 주변에 주름이 생길까 봐 절대 찡그리지 않거나 보톡스를 맞아서 눈 주변 근육이 움직이지 못하게 하면 안구건조증이 더 심해질 수 있습니다.

눈물은 기름도 필요하다고 말씀드렸습니다. 고지혈증이 있어서 전혀 기름기를 드시지 않는 분들도 안구건조증이 심해질 수 있습니다. 그래서 육식을 하지 않더라도 눈에 기름기를 공급해주는 비타민A가 풍부한 당근, 고구마, 멜론, 망고 같은 주황 색깔 음식을 많이 드시는 것도 좋습니다. 또 들기름이나 올리브유 등 좋은 기름을 직접 먹는 것도 도움이 됩니다.

마지막으로 눈 주변의 혈액순환을 살려주어야 하는데요. 눈은 여섯 개의 근육에 의해서 움직입니다. 우리가 휴대폰이나 컴퓨터 작업을 할 때처럼 너무 한 곳만 뚫어지게 장시간 응시하게 되면 그 근육들이 뻣뻣해집니다. 그래서 눈을 자주 움직여주는 것이 좋습니다. 너무 오래 앉아 있으면 다리에 쥐가 나는 원리와 같습니다.

눈을 좌우로 움직여주고, 상하로 움직여 주고, 모서리 구석구석으로 움직여 주면 좋습니다. 이경규 씨 아시죠. 유명한 개그맨입니다. 예전에 그가 눈알 굴리기 개인기를 자주 보여줬는데요. 모양은 좀 웃기지만 눈 건강에는 아주 좋습니다. 눈알 굴리기 자주 하시면 좋습니다. 숫자 8을 눕혀놓은 형태로 눈을 굴려주시면 되고요. 좌우로 각각 20~30초씩 해주시면 됩니다.

또 너무 가까운 사물만 오래 보다 보면 눈이 빨리 피로해집니다. 그래서 잠시 멀리 보는 훈련도 하시면 좋습니다. 멀리 있는 물체를 잠시

보고, 다시 가까이 있는 물체를 보기를 반복해주시면 수정체의 두께를 조절하는 모양근을 강화해서, 눈의 시력을 회복하는 데 도움이 됩니다.

또 손바닥을 비벼서 열을 내게 하시고, 눈을 지그시 10~20초 정도 눌러주셔도 좋습니다. 눈물샘이 따뜻해지면서 눈물 생산이 늘어나게 됩니다. 그 전에 손은 잘 씻어 주시고요.

마지막으로 눈 주변 경혈 자리들을 두드리거나 문질러서 다시 한번 혈액순환 살려주시면 안구건조증 치료에 큰 도움이 되겠습니다. 눈 위쪽과 옆쪽과 아래쪽을 고루고루 두드리거나 문질러주시면 됩니다.

눈 영양에 도움이 되는 구기자가루와 결명자가루 잘 챙겨 드시고. 스트레스 방지하셔서 눈물샘이 마르지 않도록 예방하시고. 눈 주변 근육 운동으로 혈액순환 활성화해주시고. 눈 주변 경혈 자리 수시로 두드리고 문질러주시면 안구건조증 없는 건강한 눈 100세까지 유지하시리라 믿습니다.

가래를 없애고, 폐·기관지에 좋은 가루(1)

　최근 코로나19 팬데믹으로 많은 사람이 고통받고 있습니다. 금방 끝날 것 같더니 어느새 1년 이상 시간이 흘러 버렸습니다. 모쪼록 빨리 이 사태가 종식되기를 기원합니다.

　코로나19는 병원성 바이러스입니다. 우리 몸에 침투해서 폐·기관지와 같은 호흡기에 병을 일으키죠. 그래서 목이 아프고 붓고 호흡이 곤란해지기도 합니다. 심하게 열이 나기도 하고요. 호흡기 질환은 이렇게 열이 심하게 날 때 위험합니다. 폐렴이 갑자기 진행되기 때문이죠.

　호흡기에 침투해서 병을 일으키는 원인이 꼭 바이러스만 있는 것은 아닙니다. 결핵 같은 세균도 있고 또 곰팡이가 침투하기도 합니다. 어쨌든 결과적으로는 우리의 호흡을 곤란하게 하고, 염증이 심해지면 폐렴으로 진행되고 목숨까지 위험하게 합니다.

　그래서 평소에 폐·기관지를 건강하게 유지하는 것이 아주 중요합니다. 이 장에서는 폐·기관지를 활짝 열어서 산소의 공급을 늘리고, 면역력을 향상하고, 폐·기관지의 점막을 튼튼하게 해주는 가루 약차에 대해 알아보려고 합니다.

오늘 소개해 드릴 가루는 백리향입니다. 백리향은 잎과 줄기 전체에 향기가 강한 정유 성분이 있어서 그 향기가 백 리를 간다고 해서 붙여진 이름입니다. 향기뿐만 아니라 꽃이 예뻐서 관상용으로도 많이 심습니다.

이렇게 향기 나는 백리향의 주성분이 타이몰thymol인데요. 이 타이몰이 신경염과 신경근염의 진통제로도 사용되고, 기관지와 상부 호흡기의 보호제로 효과가 탁월합니다.

또 타이몰thymol은 부패를 방지하는 작용도 있고 소독 작용도 있기 때문에 입속이나 인후 기관지에 서식하는 세균이나 바이러스 곰팡이를 살균하는 효과도 있습니다.

백리향의 잎에는 퍼투신pertussin이라는 성분이 들어 있는데요. 이 성분이 기관지 점막의 분비를 촉진하기 때문에 기관지를 부드럽게 만들어 줍니다.

또 카바콜carvacol이라는 성분은 타이몰thymol 성분과 함께 작용해서 기관지 점막에 있는 섬모 운동을 촉진합니다.

그래서 퍼투신pertussin 성분과 카바콜carvacol 성분과 타이몰tymol 성분이 합쳐져서 강력한 진해거담 작용을 하고 가래 배출을 돕습니다.

백리향은 약간의 독성이 있습니다. 하지만 아주 많은 양을 복용하지만 않으면 크게 문제 되지 않을 정도입니다. 아주 많이 복용하면 구토나 상복부 통증, 빈맥 혹은 호흡곤란도 올 수 있습니다.

백리향은 한방에서 배를 따뜻하게 하고 추위를 제거하고 통증을 완화하는 용도로 많이 사용되었습니다. 그래서 복통이나 설사, 구토, 관절과 근육의 통증, 기침, 가래 등에 처방되는 약재 중의 하나입니다.

백리향은 우리 식탁에서 흔하게 사용되는 식자재기도 합니다. 향신료로 많이 사용되죠. 타임(Thyme)이라고도 불립니다. 웬만한 주부님들은 다 아시는 재료죠.

이 백리향 가루에 생강을 첨가하면 더욱 강력한 진해거담 효과를 냅니다. 가래를 말리고, 배출을 더 원활하게 하고, 기관지 점막을 튼튼하고 부드럽게 만들어 줍니다.

생강은 주로 위장관의 혈액순환을 돕고 위염을 제거하고 위장의 세포재생을 돕는다고 제가 예전에 한 번 말씀드렸는데요. 생강의 또 다른 강력한 효능이 폐를 보호하는 것입니다.

생강의 진저롤 성분이 강력한 항염증 및 항산화 작용이 있어서 폐와 기관지에도 효과가 있습니다. 생강은 위장관의 혈액순환뿐만 아니라 폐 기관지의 혈액순환을 도와서 호흡을 개선하고 염증을 감소시킵니다.

생강의 매운맛 때문에 생강차를 마시면 처음에는 목이 좀 따갑잖아요. 그래서 생강차를 꺼리시는 분도 계시는데요. 이 따가운 자극이 기관지 점막의 점액 분비를 늘리고 섬모운동을 촉진하고 살균 작용, 항바이러스작용을 하는 것입니다. 그래서 너무 진하게만 드시지 않으면 기관지를 튼튼하게 하는데 생강이 굉장한 효과를 냅니다. 우리 어릴 때만 해도 감기나 기침 가래 있을 때 생강차 많이 먹었던 기억이 있습니다.

생강이 기관지 점막을 자극해서 점액 분비를 늘리기 때문에 미세먼지나 오염물질을 제거하는데도 효과가 있습니다. 그래서 생강이 백리향과 만나면 더욱 강력한 폐·기관지 해독 효과를 내게 됩니다.

마지막으로 꿀을 첨가하면 아주 좋습니다. 사실 꿀은 위장과 폐·기관지 질환에 대해 강력한 치유력을 가지고 있습니다. 배가 아프거나 기침을 하거나 감기에 걸리거나 몸살이 났을 때 우리는 꿀물을 마시죠.

그런데 요즘은 당뇨병 때문에, 혹은 설탕이나 당분을 많이 먹으면 염증이 증가하고 암의 원인이 된다고 해서 단 음식은 무조건 피하는 경향이 있는데요.

예를 들어서 우리 한의원을 찾는 환자분들 중에 위장병이나 만성 질환으로 체중이 40kg도 되지 않고, 음식을 제대로 드시지도 못해서 계속 체중이 빠지고, 기운이 전혀 없어서 거동이 힘든 분들조차도 염증이 악화할까 봐, 혹은 당뇨가 걱정되어서 당분이 든 음식을 전혀 먹지 않는 분들이 계십니다.

사실 당분은 탄수화물이죠. 우리 몸의 기본적인 에너지원입니다. 그래서 필요 이상으로 섭취 제한을 하게 되면 에너지가 만들어지지 않아서 오히려 다장기 부전에 빠지게 됩니다.

모든 내장 장기들이 에너지가 없어서 기능을 못 하게 되는 거죠. 면역력도 마찬가지입니다. 에너지가 없는데 면역력이 제대로 작동할 수가 없습니다. 그래서 질병을 치료하기 위해서는 일단 잘 먹는 게 중요합니다.

꿀 이야기하다가 옆길로 샜는데요. 그래서 꿀이 아주 좋습니다. 영양 공급뿐만 아니라 위장과 기관지의 점막을 튼튼하게 해줍니다. 점막 세포에 직접 영양을 공급해주고, 특히 기관지 점액의 분비를 촉진해서 기관지 점막을 부드럽게 완화해주기 때문에 윤활유 역할도 합니다.

또 점액의 분비가 왕성해지면 점액 속에 들어 있는 면역물질인 IgA 항체의 활성을 돕고, 라이소자임의 항균, 항바이러스 능력을 향상해 줍니다.

이렇게 백리향과 생강과 꿀을 함께 섞어 약차로 만들어 드시면 기관지의 혈액순환을 살리고 더 많은 산소를 받아들이고, 염증을 감소시키고, 가래를 삭이고 또 잘 배출하게 해주고 기침을 완화하는 효능을 볼 수 있습니다.

폐가 열리고, 기관지가 열리는 백리향 가루 약차를 만드는 방법을 알아볼까요?

끓인 물 한 컵과 백리향 분말 1/2 티스푼, 생강 분말 1/4 티스푼, 꿀 1/2 티스푼 준비하시고요. 끓인 물에 백리향 가루와 생강가루, 꿀을 함께 넣고 잘 저어주시면 기침 가래 호흡기에 좋은 백리향 생강 약차가 완성됩니다. 기호에 따라서 꿀은 조금 더 넣으셔도 좋습니다.

냄새만 맡아도 코와 기관지가 열리는 경험을 할 수 있습니다. 올해는 백리향 생강 꿀차 많이 드시고 기침 가래 없는 건강한 폐 기관지 만드시길 기원합니다.

마지막으로 폐·기관지의 면역력을 높이고, 혈액순환을 살리고, 기관지를 열어서 산소를 받아들이는 가장 좋은 방법은 운동이라는 점과 운동이 바탕이 되지 않으면 아무리 좋은 가루와 약차를 드셔도 아무 소용이 없다는 점을 잊지 마시기를 당부드립니다.

가래를 없애고, 폐·기관지에 좋은 가루(2)

　최근 가래 때문에 고민인 분들이 많습니다. 작년까지는 미세먼지 때문에 가래가 나오나 생각하시는 분들이 많았죠. 그런데 올해는 코로나 때문에 가래가 더 신경이 쓰이게 되었습니다.

　가래는 폐·기관지의 생리적 기능이 나빠져서 발생하는 염증 부산물인 경우도 있고 정상적인 인체 노폐물이 가래로 배출되는 경우도 있습니다.

　우리 몸에서 만들어진 분비물들은 우리 몸의 건강 상태를 알려주는 신호이기도 합니다. 눈물 침 땀 겨드랑이나 사타구니의 분비물들의 모양이나 냄새, 농도 같은 것들이 모두 우리 몸의 건강 상태를 반영합니다. 가래도 마찬가지입니다.

　가래가 전혀 없는 사람도 있지만, 가래가 심하게 나와서 수시로 뱉게 되면 보기에도 별로 좋지는 않습니다. 가래는 눈으로 볼 수 있기 때문에 질병을 진단하는 데에도 많이 이용됩니다.

우리의 기관지와 폐는 호흡기관입니다. 공기를 마셔서 산소를 취하고 이산화탄소를 내보내는 역할을 합니다. 그래서 항상 공기가 드나들기 때문에 건조해지기 쉽습니다.

그래서 사람의 폐는 건조해지거나 너무 차가워지면 폐렴이 발생할 수 있어서 우리가 숨을 쉴 때 공기를 체온까지 덥히고 습도를 거의 100%까지 올려서 폐로 보냅니다.

그 때문에 콧속에 점액을 분비하는 세포가 아주 많습니다. 그래서 조금만 추워지거나 건조해지면 코가 부어오르고 콧물을 마구 만들어냅니다. 알레르기도 증가하고요.

기관지도 항상 촉촉하게 유지를 해야 합니다. 그런데 공기가 건조해지거나 기온이 떨어지면 기관지 점막이 손상을 입게 됩니다. 이때 염증이 생기면서 찌꺼기들이 만들어지는데 이것을 섬모라고 불리는 기관지 표면에 있는 털이 청소합니다.

섬모가 찌꺼기들을 모으고 뭉쳐서 입 쪽으로 밀어 올리게 되는 것이 바로 가래입니다. 또 숨을 쉬는 동안 외부에서 먼지나 세균 바이러스가 들어오면 면역반응이 일어납니다. 이때 발생한 염증 반응의 부산물이 뭉쳐져서 가래가 생깁니다.

일반적인 가래는 색이 맑고 투명하고 양이 많습니다. 염증 반응이 없이 노폐물만 제거할 때 그렇습니다. 기관지의 점액 분비 기능이 왕성하기 때문입니다. 그런데 가래의 색이 노란색으로 바뀌면서 점도가 오르고 끈적끈적해지고 양이 줄어들고 뱉기가 힘들어지면 기관지나 폐에 염증이 생긴 것입니다.

급성 상기도 감염으로 인해서 염증이 심하게 발생하면 열이 나게 되고 기침이나 목의 통증도 심해질 수 있습니다. 그런데 만성기관지염으로 시간이 경과하게 되면 폐를 울리는 깊은 기침은 없어지고 주로 목에서 나는 밭은기침을 하게 되고 가래의 끈적임도 줄어들게 됩니다.

색깔도 짙은 노란색이 아닌 옅은 노란색으로 변합니다. 이런 과정을 거치면서 병이 나아질 때도 가래의 색이 옅어지고 묽어지고 양이 많아집니다. 감기 끝에 맑은 가래가 뭉툭 뭉툭 쉽게 뱉어지면 다 나은 것으로 보아도 됩니다.

가래의 색이 붉은빛이 돌거나 검붉은 벽돌색이 되면 출혈의 가능성이 있습니다. 폐렴이나 폐암으로 발전될 수 있음으로 반드시 병원을 찾아 검사를 받으셔야 합니다.

후두염 혹은 결핵이나 폐렴이 있으면 선명한 피가 섞여 나오는 가래가 나오기도 하고요. 또 녹색 가래가 나오는 경우는 인플루엔자 감염이나 녹농균 감염이 원인이 되기도 합니다.

여하튼 가래가 너무 오랫동안 계속 나오거나 기침을 동반한 가래로 목의 통증이 계속되거나 출혈이 동반되면 바로 병·의원을 찾아 원인을 찾고 치료하셔야 합니다. 오래된 가래나 기침은 만성 기관지염 만성폐쇄성폐질환으로 악화할 수 있고 폐암의 원인이 되기도 하니까요.

일반적으로 가래는 뱉지 않고 삼켜도 큰 문제가 생기지 않습니다. 위산이나 소화액에 의해 대부분의 세균이나 노폐물을 없앨 수 있기 때문인데요. 다만 결핵 환자의 경우에는 결핵균이 장내로 다수 유입되면 추가적인 질환을 유발할 수 있어서 삼키지 않는 것이 더 좋습니다.

가래를 예방하기 위해서 평소 마스크 쓰기를 생활화하시고 먼지가 많은 곳도 피하시고 미세먼지 많은 날 외출도 삼가시는 것이 좋습니다.

가래를 예방하는 생활습관 몇 가지를 말씀드리겠습니다.

우선 수분 섭취를 충분히 하시는 것이 좋습니다.
코와 기관지는 건조해지면 병이 생긴다고 했습니다. 그래서 충분한 수분 공급이 우선되어야 합니다. 또 코 기관지가 건조해지지 않도록 가습기를 이용하시는 것도 좋습니다.

목이 심하게 건조할 때는 뜨거운 수건을 코 가까이 대고 있는 것도 좋습니다. 따뜻한 김을 마시면 코와 기관지의 점막이 가라앉게 됩니다. 그래서 점액 생산을 조금 덜 해도 되도록 도와줍니다.

레몬차나 매실차를 자주 마시는 것도 좋습니다.
비타민C가 풍부하고 유기산이 풍부한 이유도 있지만, 신맛을 가진 음료를 마시면 점액의 분비가 증가합니다. 그래서 기관지 점막이 건조해지는 것을 막아주고 면역력을 높여 염증반응을 차단해 줍니다.

코와 기관지 점막에서 분비되는 점액 속에는 두 가지 중요한 면역 물질이 들어 있습니다. 라이소좀과 IgA라고 하는 면역글로불린입니다. 라이소좀은 눈물 침 속에도 들어있습니다. 노폐물이나 세균을 직접 공격해서 녹여버리는 역할을 합니다.

IgA는 우리 몸에서 분비물이 나오는 곳의 면역을 담당하는 면역글로불린 항체입니다. 이것이 너무 적게 나오면 호흡기 감염이 증가합니다. 대신 정상적으로 잘 반응하게 되면 코와 기관지의 점막을 통해 들어오는 대부분의 노폐물과 세균 바이러스를 제거해줍니다. 점액의 정상적인 분비는 분비물이 나오는 곳의 면역체계를 점막 면역계라고 따로 분류할 정도로 인체에 중요한 역할을 합니다.

또 한 가지 중요한 가래의 원인이 있습니다. 폐는 호흡을 통해서 산소를 몸속으로 받아들이고 이산화탄소를 내뱉는 장기입니다. 우리가 밤에 잠을 자는 동안 인체는 혈액의 흐름이 느려지고 호흡이 깊어지면서 혈액 속에 녹아 있던 노폐물들을 폐 속으로 걸러냅니다. 폐가 일종의 노폐물 필터 역할을 하는 것입니다.

그래서 아침에 자고 일어나면 가래가 잔뜩 끼는 경우가 많습니다. 주로 힘든 하루를 보냈거나 과식을 했거나 하면 가래가 더 많이 나옵니다. 또 담배를 피우는 사람의 경우에는 늘 아침에 가래가 많죠.

우리가 아침에 헛구역질하면 내 간이 나빠졌나? 이렇게 생각하는 경우가 많은데요. 사실은 폐·기관지 기능이 나빠진 경우가 더 많습니다. 밤 동안 노폐물이 폐·기관지에 쌓여서 구역질을 만들어내는 겁니다.

어쨌든 아침에 가래가 많이 나오는 사람은 뭔가 내 몸속에 염증 반응이 증가하고 있거나 노폐물이 많다는 것을 의미하기 때문에 건강 상태를 한번 점검해 볼 필요가 있습니다.

오늘은 이렇게 가래가 많은 분의 가래를 싹 없애줄 가루에 대해 한번 알아보겠습니다.

가래를 없애는 가루 중 **가장 대표적인 것은 도라지 가루입니다**. 기관지염 기관지천식 기침 가래에 모두 좋다고 알려져 있습니다. 도라지는 주요 약효 성분인 사포닌이 도라지 껍질에 더 많기 때문에 도라지 전체를 가루로 내어 먹는 것이 더 좋습니다.

또 도라지는 열을 가하면 사포닌 함량이 최대 8.8배까지 증가하므로 끓이거나 뜨거운 물에 풀어서 차로 드시는 방법이 좋습니다.

그런데 도라지를 먹었더니 가래가 더 많이 나온다는 분도 계십니다. 이것은 기관지 점막의 분비가 증가하기 때문입니다. 실제로는 약효가 잘 나고 있는 것으로 보아야 합니다. 가래의 본래 기능이 노폐물을 밖으로 배출하는 것이기 때문입니다. 잘 나오기만 하면 문제가 없는 것이죠.

하지만 도라지만 먹어서 효과를 본 사람은 그렇게 많지 않습니다. 약성이 너무 약하기 때문입니다. 그래서 도라지의 약효를 더욱 증가시키려면 생강 대추차와 함께 드시는 것이 좋고 꿀도 함께 먹는 것이 좋습니다.

또 앞에서 말씀드린 레몬차 매실차를 곁들이시면 점액 분비도 함께 늘려 줄 수 있습니다. 기침이 심하고 목 통증이 함께 있을 때는 배즙도 좋습니다. 생강 대추차에 꿀과 도라지가루 그리고 배즙을 곁들이면 더욱더 좋겠죠.

만성기관지염이 있을 때는 염증을 제거하는 프로폴리스를 복용하시는 것도 좋고 삼백초, 알로에, 맥문동 등의 염증을 제거하는 약제도 곁들여 드시면 좋습니다.

은행도 좋습니다.
성인의 경우 하루 7~8알씩 꾸준히 드시면 가래를 삭이는 데 도움이 됩니다. 대신 은행은 너무 많이 드시면 독성이 있음으로 주의하셔야 합니다.

기관지의 혈액순환을 돕는 데는 파가 좋습니다. 대파의 흰색 줄기 부분을 끓여서 꿀과 함께 드시면 가래뿐만 아니라 만성기침에도 효과가 있습니다.

좋은 기름을 드시는 것도 좋은데요.
기관지 점막을 구성하는 세포는 인지질로 구성되어 있기 때문에 좋은 기름을 규칙적으로 드시는 것이 좋습니다. 올리브유나 아보카도 오일 혹은 들기름을 아침저녁으로 한두 숟가락씩 드시면 기관지뿐만 아니라 식도와 위, 장의 점막도 튼튼하게 만들어 줍니다.

폐·기관지의 건강을 논하면서 운동을 빼놓을 수 없습니다.

운동을 통해서 심폐기능을 강화하지 않으면 폐·기관지의 면역력을 높일 수 없습니다. 운동으로 폐 기능이 강화되면 주변 근육이 강화되기 때문에 가래를 밀어내는 힘이 생깁니다.

운동 부족으로 폐 기능이 약하신 분들은 가래를 배출하기 힘듭니다. 가래를 뱉어내는 데 도움 되는 여러 가지 호흡법이 알려졌지만 기본적으로는 폐활량이 충분해야 가래가 잘 뱉어져 나옵니다. 호흡법 중에 가장 좋은 것이 운동을 통해 숨차게 하는 것이라 저는 믿습니다.

담배도 끊는 것이 좋습니다.
담배 연기가 기관지를 자극해서 염증을 유발하고 가래를 만드는 것은 누구나 아는 사실입니다. 담배는 폐·기관지 염증뿐만 아니라 대부분의 암의 발암인자로 작용합니다. 가래가 있으면 반드시 끊으시기를 바랍니다.

커피도 가래에는 좋지 않습니다.
커피가 점막을 말려버리기 때문입니다. 질 좋고 진한 커피 한잔을 마시고 나면 기분은 좋아지지만, 입안은 말라버립니다. 침 분비가 감소하고 기관지 점막도 말려버립니다. 그래서 기침이나 가래도 증가할 수 있습니다.

목에 잔뜩 끼어서 잘 뱉어 지지도 않고 삼켜지지도 않는 가래를 매핵기라고 합니다. 주로 스트레스에서 발생합니다.

교감신경이 과흥분되면 점막이 말라버립니다. 이때 기관지 점막도 말라서 식도가 파이프 막히듯이 좁아져서 끈적거리는 가래가 소량 분비됩니다. 그래서 가래를 뱉지도 삼키지도 못하게 되는 것입니다.

가래를 유발하는 여러 가지 원인과 해소법에 대해 말씀드렸습니다. 꿩 잡는 게 매라고 했습니다. 여러 가지 방법 모두 시도해 보시고 가장 좋은 건강법 찾으시기를 기원합니다.

다리에 쥐 났을 때, 풀어주는 가루

최근 온난화로 인해서 겨울 날씨가 아주 따뜻해졌습니다. 하지만 겨울은 역시 추워야 겨울답다고 생각하시는 분들도 많은데요. 사실상 우리 몸을 생각하면 날씨가 추운 것보다는 따뜻한 것이 더 좋습니다. 날씨가 추워지면 우리 몸 여기저기 고장이 많이 나게 되니까요.

날씨가 추워지면 기본적으로 말초혈관이 닫혀버려서 피부가 거칠어집니다. 몸도 굳어지죠. 혈관도 굳고 근육도 굳어버립니다. 체온을 잃지 않기 위해서 몸 바깥쪽에 있는 기관들을 모두 닫아버립니다. 그래서 혈압도 올라갑니다.

몸이 굳어지니 마음도 굳어집니다. 겨울에 우울증이 더 많이 발생합니다. 아무래도 활동량이 줄어들고 또 일조량도 줄어들게 되니까 마음이 닫히게 됩니다. 그래서 날씨가 좀 춥다고 하더라도 조금씩이나마 운동량을 늘리시면 부작용을 최소화 할 수 있습니다.

우리나라는 4계절이 뚜렷한 나라입니다. 봄·여름·가을·겨울이 있어서 살기 좋은 나라라고 배웠는데요. 여러 가지 변화가 많고 그것을 경험하는 데는 도움이 되기는 합니다. 하지만, 현실적으로는 계절이 너무 많아서 힘든 부분이 있습니다.

여름에는 냉방비 들고, 겨울에는 난방비 많이 들고, 옷도 4가지가 필요하죠. 동남아 여행을 가보니 그곳 자동차는 히터가 없더군요. 에어컨만 있어요. 동남아를 비롯한 지중해 국가인 이탈리아나 그리스 혹은 미국의 LA나 마이에미처럼 1년 내내 따뜻한 곳에 살면 아무래도 우울증이나 관절염 근육통이 덜 생깁니다.

잡설이 길었는데요. 겨울이 되면 근육이 굳어지기 때문에 쥐가 더 자주 발생합니다. 주로 팔다리에 혈액순환이 잘 안 되는 사람들의 경우에 바깥 날씨가 추워지면 근육이 더 단단하게 굳어져서 쥐가 발생합니다.

쥐가 가장 잘 생기는 곳이 어디죠? 종아리입니다. 팔에도 쥐가 나기는 하는데 빈도가 종아리보다는 덜합니다. 팔은 주로 어딘가에 눌렸을 때 쥐가 많이 납니다. 그래서 잠을 자다가 자세 불량으로 팔이 눌리면 쥐가 발생하는 것이죠.

종아리는 어딘가에 눌릴 일은 잘 없습니다. 대신 심장에서 가장 멀고 중력의 영향으로 혈액순환이 가장 나빠지는 부위이기 때문에 쥐가 발생합니다.

쥐라는 것은 근육의 경련을 말하는데요. 근육이 어떤 이유로 수축하면서 떨리거나 단단하게 굳어지면서 진동이나 통증을 유발하는 상태입니다. 쥐가 발생하는 가장 주요한 원인은 탈수와 영양부족 그리고 신경 손상입니다. 이 장에서는 신경 손상 부분은 제외하고 말씀드리겠습니다.

 쥐가 나는 첫 번째 요인은 근육에 수분이 부족해지거나 전해질, 미네랄 비타민 등이 부족해지기 때문입니다. 그래서 운동을 심하게 할 때 쥐가 자주 발생합니다. 축구선수가 경기가 끝날 때쯤 되면 쓰러지고, 마라톤 선수가 달리다가 다리를 절게 되거나, 등산하다가 갑자기 종아리가 굳어지는 이유가 모두 이 때문입니다.

 운동하게 되면 근육이 에너지를 소모하게 됩니다. 이때 수분과 영양분을 모두 사용해 버리고, 모자란 수분과 영양분을 제때 빨리 공급해 주지 못해서 문제가 생기는 거죠. 과한 운동을 하게 되면 이 과정이 원활하게 이루어지지 않게 됩니다.

 또 피로 물질이 누적되면 영양분이 공급되어도 노폐물을 제거하고 손상된 조직을 복구할 때까지 회복이 쉽게 되지 않습니다. 그래서 쥐가 나는 것이고, 회복되려면 일정 시간이 필요해집니다.

 쥐가 나는 두 번째 큰 요인은 혈액순환 장애입니다. 운동을 많이 하지도 않는데 수시로 쥐가 나는 경우가 이에 해당합니다. 근육이 일을 많이 해서 손상이 된 것이 아니라 혈액의 순환이 약하기 때문에 영양공급이 제대로 되지 않는 경우입니다.

 결과적으로 근육의 힘도 약하고 회복력도 떨어져서 해당 근육에 늘 노폐물과 피로가 쌓여 있는 경우죠. 이렇게 근육이 약해지고 회복력이 떨어지면 근육이 수축하게 됩니다. 근육은 수축과 이완을 반복하면서 운동을 하게 되는데요. 근육이 수축해 있으면 에너지 소모가 심해집니다. 그래서 더 빨리 지치게 되는 거죠.

뽀빠이의 팔 근육이 불룩 솟아 오른 것은 이두박근이 수축했기 때문입니다. 인기 아이돌의 복근이 탄력 있어 보이는 것도 복직근이 수축했을 때 그렇습니다. 그런데 배에 힘을 주고 있으면 힘들잖아요. 근육을 수축시키려면 힘이 듭니다.

사람의 근육은 나이가 들면서 끊임없이 오그라듭니다. 노화의 첫 번째 과정이 근육 수축이죠. 젊었을 때는 아무리 운동을 하고 노동을 해도 다음 날이면 몸이 거뜬해집니다. 생명력이 강하기 때문이죠. 그런데 40대 50대를 넘어가면 전날 조금만 더 움직여도, 몸이 굳어진 것 같고 오그라들고 피로가 풀리지 않습니다.

피로를 풀기 위해서 일찍 잠을 자기도 해보지만, 자고 일어나면 근육은 더 굳어져 있습니다. 자는 동안 혈액순환이 약해지기 때문에 근육이 굳어져서 그렇습니다. 그래서 아침에 일어나서 스트레칭도 하고 밥도 먹고 활동을 좀 하면 비로소 근육이 풀리게 됩니다.

우리 사람은 이런 과정을 매일 반복합니다. 그리고 세월이 갈수록 조금씩 증상은 더 심해지구요. 인간이라는 기계가 "참 불량품이다." 이런 생각이 듭니다. 기계적 완성도가 그렇게 뛰어나지 않은 것 같습니다.

그래서 건강을 위해서 열심히 운동함과 동시에 근육이 지나치게 수축하지 않도록 스트레칭을 꾸준히 해주어야 합니다. 그런데, 운동은 사실상 하면 할수록 몸의 통증을 증가시킵니다. 모처럼 등산을 하고 오면 여기저기 더 아파집니다. 축구를 해도 그렇고, 수영을 해도 그렇고, 근육을 사용했기 때문입니다.

그래서 근육에는 피로가 쌓이고 노폐물이 쌓이고 통증이 증가합니다. 이때 근육은 오그라들죠. 수축하는 겁니다. 그래서 알이 백이고 쥐가 나는 것이고요. 그래서 운동 전후에 꼭 근육을 이완시키는 스트레칭을 해주셔야 합니다. 근육을 잘 이완 시켜 주어야 통증이 감소합니다. 몸의 유연성을 길러주어야 통증이 감소하는 거죠.

구획증후군처럼 갑자기 팔다리 근육에 출혈이나 부종이 발생하면 외과적 처치가 필요한 경우도 있습니다. 또 허리디스크나 좌골신경통처럼 신경의 압박이 생겨서 종아리가 저리기도 합니다. 이런 경우에는 원인 치료를 함께하셔야 종아리의 쥐를 제거할 수 있습니다.

어쨌든 다리에 쥐가 나고, 종아리에 쥐가 나는 가장 큰 이유는 혈액순환 장애입니다. 운동이 원인이든, 노화가 원인이든 종아리 근육이 수축해서 딱딱해지면 혈액의 공급이 잘되지 않기 때문에 영양공급이 되지 않고 노폐물이 제거되지 않고 근육에 피로가 쌓여서 경련이 생기고 통증이 생기고 쥐가 나는 것이죠.

그래서 종아리의 혈액순환을 살려주는 것이 가장 중요합니다. 종아리는 근육이 크기 때문에 마사지가 효과가 있습니다. 자주 주물러 주셔도 좋고, 용천혈이나 중도혈 양릉천혈 같은 혈 자리를 눌러주셔도 좋고,

축구 선수들이 하듯이 누워서 다리를 들고 발목을 앞쪽으로 꺾어주는 것도 좋고, 마사지기를 사용해서 자극을 주는 것도 좋습니다.

요즘은 목욕탕을 자주 가지 않기도 하고, 집마다 있던 욕조도 없어진 경우가 많은데요. 목욕이나 반신욕이 다리에 발생한 쥐를 풀어주는 데 아주 효과가 있습니다. 추운 겨울날 온천탕을 하고 나오면 몸이 깃털처럼 가벼운 느낌을 받으신 적이 한 번쯤 있으실 것입니다.

천근만근 무거운 몸이 혈액순환이 되고 나면 깃털처럼 가벼워지는데요. 말초혈관이 열리고, 근육이 모두 이완되기 때문입니다.

이 장에서는 혈액순환을 돕고 근육 내의 노폐물을 제거해서 다리에 쥐가 나는 것을 예방하고 개선하는 가루에 대해 말씀드리겠습니다.

이장에서 소개해 드릴 가루는 "작약가루"입니다. 작약은 함박꽃의 뿌리를 약재로 사용합니다. 한방에서는 적작약과 백작약으로 구분해서 사용하기도 합니다. 효과 면에서 큰 차이가 없어서 혼용하셔도 좋습니다.

작약에는 파에오니플로린(paeoninflorin) 성분과 점액질, 유기산, 미네랄 등이 풍부하기 때문에 과로 후에, 혹은 질병으로 영양 소모가 심할 때 발생하는 근육경련을 개선해줍니다.

평소 운동을 하지 않다가 갑자기 운동할 때 발생하는 근육통이나 경련에도 효과가 있고요. 파에오니플로린 성분은 평활근의 경련을 억제하는 효능도 있어서 위경련 같은 복부 통증도 개선해 줍니다.

경희대학교 권승원 교수팀의 연구에 따르면 파에오니플로린이 아데노신 A1 수용체의 활성제 역할을 하므로 작약이 하지불안증후군 특유의 감각 이상을 치료하는 데 도움이 된다고 합니다.

이외에도 작약은 대식세포의 활동을 증가시켜서 면역력을 증가시키고, 연쇄상구균, 황색포도상구균, 폐렴균, 장티푸스균, 대장균을 억제하는 항균 효능도 있습니다.

위산의 과다분비를 억제하기도 하고, 빈혈로 인한 팔다리의 근육경련을 완화하고 이뇨작용을 촉진해서 부종을 예방하고, 설사를 멎게 하는 작용도 있습니다. 또, 작약은 한방에서 가장 많이 사용되는 처방인 사물탕을 구성하는 약재로도 유명합니다.

작약을 감초와 함께 사용하면 작약 감초탕이 되는데요. 한방에서 근육경련이나 복통에 가장 많이 사용하는 처방 중 하나에 속합니다.

작약과 감초를 함께 구비해 두시면 자다가 갑자기 종아리에 쥐가 나거나, 아침에 일어났는데 목이 돌아가지 않거나, 물건을 들다가 허리를 삐었을 때 응급으로 복용하시면 아주 좋습니다.(단, 전문적인 치료는 병·의원을 찾아서 하시는 것이 좋습니다.)

작약 외에 갈근도 효과가 있습니다. 갈근은 칡을 말합니다. 제가 어릴 때는 칡기라고 불렀는데요. 식물성 여성호르몬으로 작용하기 때문에 근육을 부드럽게 만들어주고 해독기능이 있어서 근육의 피로를 빠르게 풀어줍니다.

또 식초도 많이 복용합니다. 천연발효 식초를 주기적으로 섭취해주시면 해독능력이 향상되고 근육을 부드럽게 해줍니다. 식초 대신 매실차나 레몬차를 드셔도 좋습니다. 작약이나 갈근 가루를 생강 대추차와 함께 드시면 혈액순환과 영양공급을 함께 도와줄 수 있습니다.

또, 맥주효모도 혈액순환을 돕는 좋은 영양 성분이죠. 함께 드시면 좋습니다. 추운 겨울날 근육이 굳어질 때 가장 손쉽게는 따뜻한 어묵 국물 한잔 드셔도 좋고, 따뜻한 꿀차를 마셔도 좋습니다. 속이 따뜻해져야 뜨거운 혈액이 전신으로 퍼져 나갈 수 있기 때문이죠.

올해의 겨울은 항상 작년 겨울보다 더 춥게 느껴지는 것이 우리네 몸입니다. 철저한 혈액순환 관리와 꾸준한 운동으로 건강 잘 챙기시길 기원합니다.

암세포를 파괴하는 가루

암세포를 파괴하는 쌉쌀한 가루, 이 '가루'를 자주 먹으면 암세포를 뿌리째 뽑는다!

사람이 걸리는 병 중에 가장 두려운 게 뭘까요? 그중에 암이 있습니다. 현대의학이 엄청나게 발전했는데도 아직 암 치료는 참 어렵습니다.

2018년 한 해 동안 새로 발생한 암 환자 수가 24만 3,800여 명이라고 하네요. 위암 환자가 제일 많고, 갑상선 암, 폐암, 대장암, 유방암이 그 뒤를 따르고 있는데요. 그나마 암 환자의 5년 생존율이 70%를 넘어서고 있어서, 암 환자들에게 희망이 되고 있습니다.

암은 기본적으로 유전자의 질환입니다. 우리 몸의 기능을 담당하고 세포를 재생하고 단백질과 호르몬을 만드는 유전자 암호체계가 손상을 입어서 발생하는 질환이죠.

우리 몸의 세포는 저마다 수명이 있습니다. 위장 세포는 3~7일, 피부는 2개월, 적혈구는 120일 등등이죠. 그래서 오래된 세포는 죽고 새로운 세포가 줄기세포에서 자라서 그 자리를 채웁니다.

이 과정이 원활하게 잘 이루어져야 하는데요. 어떤 원인에 의해서 유전자에 고장이 나면 돌연변이 세포가 만들어집니다. 이렇게 만들어진 돌연변이 세포가 자기 혼자 살자고 무한 증식을 해 버리면 암 덩어리가 되는 겁니다.

이렇게 세포에 돌연변이를 일으키는 유전자를 발암 유전자라고 합니다. 또 암을 억제하는 유전자도 있는데요. 종양 억제 유전자, 혹은 항암 유전자라고 합니다. 이 둘이 누가 더 힘이 센가에 따라서 암이 생기기도 하고 건강하기도 하고 그런 거죠.

발암 유전자 중에 대표적인 것이 윈트wnt, 베타카테닌b-catenin이 있습니다. 윈트wnt는 대장암의 주요 원인입니다. 암은 돌연변이된 세포가 막 자라는 것입니다. 이 윈트wnt라는 유전자가 암세포를 막 자라게 합니다. 또 베타카테닌 단백질에 돌연변이가 오면서 간암, 대장암, 자궁내막암, 난소암, 흑색종의 원인이 되는 것이고요.

이렇게 암을 만들어내는 윈트wnt와 베타카테닌의 돌연변이 유전자를 제거해서 항암효과를 내는 가루가 있는데요. 이장에서 소개해 드릴 인삼(홍삼) 가루입니다.

인삼의 주요성분은 사포닌입니다. 이 사포닌 성분을 멋있게 진세노사이드라고 부릅니다. 이 진세노사이드가 항암 유전자를 활성화해서 발암 유전자를 파괴합니다.

진세노사이드가 인삼의 약용성분입니다. 진세노사이드는 여러 가지 종류가 있는데요. 약 40여 가지가 있습니다. 진세노사이드는 항암작용 외에도 혈압을 내리고, 콜레스테롤 수치도 내리고, 알콜 해독 능력도 향상해줍니다.

진세노사이드는 화학적으로 스테로이드 골격에 당이 붙어 있는 구조입니다. 이것을 증기에 찌면 즉, 열을 가하면 스테로이드-당 결합이 끊어지면서 당이 탈락합니다. 그래서 수용성이 지용성으로 바뀝니다.

우리 몸의 세포는 막이 전부 지용성이기 때문에 기름에 녹는 물질이라야 세포막을 통과할 수가 있습니다. 그래서 인삼을 쪄서 홍삼 흑삼을 만들면 세포막 통과가 쉬워지는 진세노사이드가 만들어지고 이들이 더욱 강력한 항암효과를 내게 됩니다.

이렇게 만들어진 진세노사이드가 RH2, RG3입니다. 진세노사이드 RH2는 항알레르기 작용도 강합니다. 혈액을 모아서 알레르기를 유발하는 NO(산화질소)와 PGE2의 생성을 억제합니다. 그래서 세포막을 안정화하고 소염작용을 하게 됩니다.

진세노사이드 RH2는 암세포의 종양증식억제 작용을 통해서 암세포의 사멸을 유도하고 항암효과를 내는데요.
이 진세노사이드 RH2를 섭취할 때 중요한 것이 한 가지 있습니다.

바로 장이 튼튼해야 흡수가 잘된다는 것입니다. 장내세균이 활성화되어 있지 않으면 진세노사이드 RH2가 생성되지 않습니다. 장내세균이 활발히 작용해야 인삼사포닌이 콤파운드K(compound-K) 로 분해되기 때문입니다.

진세노사이드 RH2는 효과를 내기만 하면 암 줄기세포 유전자를 무려 8개나 꺼버린다고 하니까요. 아주 강력한 항암효과를 지니고 있습니다.

두 번째 사포닌인 진세노사이드 RG3는 더욱 강력한 항암효과가 있습니다. 암세포의 전이를 억제하고, 신생활관의 생성을 억제하고, 항암제의 내성을 억제해줍니다.

특히 진세노사이드 RG3는 열에 민감한데요. 생인삼에서는 잘 나오지 않습니다. 인삼에 열을 가해야만 생성이 되죠. 그래서 인삼을 쪄서 만든 홍삼 흑삼에서만 추출됩니다.

이렇게 좋은 진세노사이드도 일부 부작용은 있습니다. 서울대 약학과 정진호 교수팀의 연구에 따르면 인삼의 RG3 성분이 정상 세포에 독성작용을 유발하기도 한다고 합니다. 심혈관 질환이 있으신 분들은 반드시 주치의와 상의하신 후에 복용하시기를 권합니다.

인삼의 대표적 효능은 몸을 따뜻하게 하는 것입니다. 또 생진지갈이라고 해서 우리 몸에 필요한 호르몬을 만들고 분비선을 활성화합니다. 입이 마르거나 눈이 마르거나 위장과 식도의 점액이 말라버린 데도 효과가 있습니다.

또 신진대사를 촉진해서 수족냉증과 피로회복에도 효과가 있고요. 혈압도 조절해주고 앞에서 말씀드린 알레르기 예방과 염증반응을 억제하는 효능도 있습니다.

또 아세틸콜린의 분비를 유도해서 건망증을 치료하고 치매를 예방해줍니다. 심지어는 콜레스테롤을 제거해서 혈관도 청소해줍니다. 그래서 동맥경화나 고지혈증 예방에도 좋습니다.

인삼을 먹을 때 가장 많이 하는 질문이 "나는 열이 많은 체질인데 먹어도 되나요?"인데요. 인삼은 열이 많은 사람의 열은 내리고, 열이 없어 몸이 찬 사람은 열이 나게 해줍니다.

대신 사포닌이 약간의 흥분작용이 있기 때문에 두통이 있거나, 고열이 있거나, 안면홍조가 심하거나 하신 분들은 피하시는 것이 좋습니다. 또 인삼이 체액을 저류시키기 때문에 몸이 잘 붓거나 소변 장애, 전립선염, 신장 질환이 있으신 분들은 주의하셔야 합니다.

인삼은 물에 끓여서 인삼차로 마시는 것이 가장 좋습니다. 또 인삼을 갈아서 분말 형태로 우유에 타서 드시거나, 각종 허브티에 타서 드셔도 좋고요. 제가 제일 좋아하는 차인 생강 대추차에 인삼 분말을 타거나, 아예 인삼을 함께 끓여서 차로 드셔도 좋습니다.

인삼차에 꿀을 좀 타면 기혈을 보충하는 데 좋습니다. 대추는 해독기능이 있고 영양공급에도 그만입니다. 대추는 항히스타민 작용도 있어서 인삼의 항알레르기 효과를 더욱더 강하게 해줍니다. 마를 섞어 드시면 염증을 치료하고, 정력을 보강하고, 설사를 멈추게 해줍니다.

황기와 함께 드시면 땀이 많이 나시는 분께 좋습니다. 기력 보강 효능도 있습니다. 당귀와 함께 드시면 피가 부족한 분들께 좋습니다.

이상 인삼의 효능과 성분, 항암효과에 대해 알아보았습니다. 강력한 항암작용을 하는 인삼, 홍삼, 흑삼 가루 많이 드시고, 암 걱정 없는 건강한 인생 되시기를 기원합니다.

VII

염증을 제거하는 가루

우리 몸에 병이 생기면 항상 나타나는 것이 있죠? 바로 염증입니다. 우리 몸에 손상이 생기면 일단 염증이 발생합니다. 그래서 이 염증 신호를 보고 백혈구가 모이고 수리를 시작합니다.

허리가 아프든 배가 아프든 염증이 생깁니다. 주로 외상에 의해서 염증이 많이 발생합니다. 발목을 삐거나, 칼에 손을 베이거나, 어딘가에 맞거나 부딪히면 멍이 들고, 붓고, 통증이 생기면 염증이 생긴 겁니다.

코로나19처럼 바이러스에 감염되어도 염증이 생기고, 콜레라처럼 세균에 감염되어도 염증이 생깁니다. 외상에 의한 염증은 염증 범위가 제한적이고, 딱 손상된 곳만 아픕니다. 그런데 바이러스나 세균에 의한 감염은 범위가 조금 더 넓습니다.

간염 바이러스에 감염되면 간뿐만 아니라 내장기관에도 문제가 생기고, 코로나19 같은 호흡기 바이러스 질환에 걸려도 폐·기관지뿐만 아니라 심장이나 신장까지 영향을 줄 수 있죠.

세균 감염도 마찬가지입니다. 식중독으로 장염이 발생해서 국소적으로 염증이 생기고 나아버리면 괜찮은데, 세균의 증식이 심해지면 전신으로 세균이 퍼져나가는 패혈증으로 생명이 위험해지기도 합니다.

그래서 사람이 건강해지려면 염증반응을 차단하고 예방하는 것이 무척이나 중요합니다. 염증은 크게 급성 염증과 만성 염증으로 나눌 수 있는데요.

교통사고 같은 외상이나 세균 바이러스 감염에 의해서 염증반응이 급격히 일어나는 것이 급성 염증입니다. 손상이나 감염이 생긴 부위가 막 부어오르고 열이 나고 통증이 심하게 발생합니다. 대신 치료도 빨리 됩니다. 보통 3~4주 정도면 나아버리죠.

우리를 지속해서 괴롭히는 것은 만성 염증입니다. 급성 염증으로 인한 후유증이 남는 경우도 있고, 장기적이고 지속적인 손상이 만성 염증을 유발합니다.

미세먼지나 흡연으로 인해서 폐·기관지에 장기적인 염증이 생기고, 음주로 인해서 간에 염증이 생기고, 지나친 운동이나 노동으로 관절에 염증이 생기고 과식이나 자극성 음식의 섭취로 위와 장에 손상과 염증이 생깁니다.

이런 물리적인 손상 외에도 만성 염증이 발생할 수 있습니다. 바로 스트레스 때문입니다. 스트레스로 인한 염증은 열이 막 38도 이상 올라가고 몸이 퉁퉁 붓고 하지는 않습니다. 신경과 혈관에 스트레스 호르몬이 과잉 분비되면서 염증을 유발하고 오장 육부를 서서히 손상하는 만성 염증이 되는 경우가 많습니다.

우리 몸에 염증이 생기면 급성이든 만성이든 나타나는 증후가 있습니다. 바로 부종 발열 통증 혈액순환 장애입니다. 어딘가가 부어 있거나 열이 나거나 심하게 혹은 은근하게 아프거나 저리면 그곳에 염증이 있는 것입니다. 어쨌든 염증이 지속해서 반복되는 곳에 노화가 촉진되고, 암까지 발생한다는 사실 염두에 두시고 염증이 생기지 않도록 늘 관리하고 예방하는 습관 기르시기를 권합니다.

이 장에서는 이러한 염증을 제거하는 백색 가루에 대해 알아보려고 합니다. 그 주인공은 바로 마입니다. 한약명으로는 산약으로 알려져 있죠.

우리 몸에서 이런 염증을 치료하는 방법은 두 가지가 있습니다. 하나는 면역세포들 즉 백혈구가 출동해서 고장 난 세포를 파괴하고 침입한 세균 바이러스를 잡아먹고 독소를 중화해서 염증을 치료하는 것이고요.

또 하나는 부신피질호르몬이 분비되는 것입니다. 부신피질 호르몬은 스테로이드 호르몬입니다. 남성호르몬, 여성호르몬 같은 성호르몬도 스테로이드 호르몬이고요. 부신에서 분비되는 부신피질호르몬이 염증을 억제합니다.

스테로이드 호르몬이 장기적으로 과잉 분비되면 문제가 되지만, 염증을 치료하고 또 자가면역질환이 일어나지 않도록 면역을 억제하는 기능도 있어서 우리 몸에는 아주 중요한 호르몬입니다.

그래서 우리 몸의 염증을 치료하는 약제 중에 스테로이드제제가 아주 많이 사용됩니다. 코르티손이라고 하는 스테로이드 제제가 관절염이나 피부염에 많이 사용되는데요. 이 코르티손의 원료가 산약입니다. 야생마에서 추출한 코르티코스테로이드가 주원료가 됩니다.

그래서 우리 몸에 여러 가지 염증이 생겼을 때 마를 복용하시면 효과가 있습니다. 하지만, 급성 염증에는 크게 효과가 없습니다. 약성이 그리 강하지 않기 때문인데요. 장기간 지속해서 복용하시면 만성 염증의 예방과 치료에 효과를 볼 수 있습니다.

산약의 성분 중에 디오스게닌은 DHEA의 전구물질입니다. 성호르몬을 생성하는 원료가 됩니다. 그래서 마가 성기능향상에도 효과가 있는 거죠.

또 마를 만져보시면 끈적한 점액이 묻어나옵니다. 이것이 뮤신인데요. 뮤신은 당단백질입니다. 위염이나 위궤양을 치료하는 물질로 알려져 있고, 소화 기능도 돕습니다.

또 마는 인슐린 분비를 촉진해서 당뇨병 예방에도 효과가 있습니다. 콜린도 많이 들어 있어서 건망증과 치매를 예방하는데도 효과가 있습니다.

이외에도 마는 신경통 요통 건망증 시력장애 만성 신장염 콜레스테롤 제거 피부미용 등에도 효과가 있습니다.

염증을 제거하는 음식으로 마 외에도 레스베라트롤 커큐민 EGCG 퀠스틴 불포화지방산을 포함한 여러 가지 음식들이 있습니다.

마를 먹는 방법은 여러 가지가 있습니다. 말린 마를 끓여서 차로 드셔도 좋고요. 과일이나 요거트와 함께 갈아서 주스로 드셔도 좋습니다. 또 마 가루를 생강차 대추차 등에 타서 드시거나 여러 가지 반찬에 섞어서 드시는 방법도 있습니다. 죽을 만들어 드셔도 좋고요. 마를 토막내서 마밥을 만들어 드셔도 좋습니다.

마는 한 번에 10~20g 정도를 드시면 적정량인데요. 좀 많이 드셔도 큰 탈이 없으니까요. 걱정 없이 자주 드시면 좋겠습니다. 마 많이 드시고, 염증도 제거하고 치매도 예방하고 건강하게 사시기를 기원합니다.

커피에 이 가루를 타면 슈퍼푸드

이 장에서는 많은 분이 좋아하시는 커피와 커피에 타서 먹으면 면역력을 높여주는 몇 가지 가루에 대해서 알아보겠습니다.

우리나라 사람들이 커피를 엄청나게 좋아하는 것 같습니다. 2018년 기준으로 보면 커피 소비량이 가장 많은 국가는 EU라고 하는데요. 다음으로 미국 일본 러시아 캐나다가 뒤따르고요. 6위가 한국이네요. 나라도 조그만데 커피를 엄청나게 마시나 봅니다.

커피는 맨 처음 아프리카의 에티오피아 사람들이 먹기 시작했다고 하죠? 목동들이 커피콩과 양고기를 섞어서 먹었다고 합니다. 일하다가 출출할 때 먹었다고 하는데요. 요즘으로 치면 에너지바 같은 개념이라고 합니다.

에티오피아의 커피가 중동으로 넘어가면서 예멘이란 나라에서 유럽으로 수출을 하게 되는데요. 초기에는 주로 이탈리아의 베네치아 상인들이 유럽으로 수입을 했습니다. 그래서 이탈리아 커피가 유명한 것이고, 예멘에서 커피를 수출하던 항구가 바로 모카 항이고, 그래서 모카커피가 유명해집니다.

　유럽사람들이 중세에는 거의 술에 절어 살았다고 합니다. 유럽은 식수가 좋지 않습니다. 우리나라처럼 지하수를 그냥 먹을 수가 없습니다. 석회수이기 때문입니다. 그래서 물 대신 술을 많이 마신 것 같아요. 포도주를 많이 마시고, 맥주도 많이 마시고 그랬다고 합니다.

　그런데 커피가 보급되면서 카페가 생기고, 지식인들을 중심으로 커피가 엄청나게 인기를 끌게 되었습니다. 그래서 커피가 보급된 이후로 유럽에서 수많은 문학가와 과학자가 배출되었습니다. 다분히 제 생각입니다만, 그래서 유럽이 더 부강해지는 계기가 되지 않았을까 이렇게도 생각합니다. 커피 마시고 잠 안 자고 토론하고 연구한 덕분일까요? 나아가 커피는 프랑스 대혁명과 현대과학의 기초를 만든 영양제라고 칭송을 받기도 합니다.

　앞에서 에티오피아 목동들이 커피를 에너지바로 먹었다고 했는데요. 커피의 가장 중요한 성분이 카페인이고 이 카페인이 몸에 활력을 줍니다. 그래서 사람들이 좋아하는 거죠. 커피를 마시면 정신이 맑아지고 몸에 힘이 나거든요. 슈퍼에너지가 생기는 겁니다.

　카페인의 가장 중요한 작용은 강심 작용입니다.
　혈압을 올리고 혈당도 올립니다. 그래서 혈액순환이 촉진되죠. 진한 커피 한잔을 마시고 나면 몸이 후끈해지는 이유가 이 때문입니다. 뇌로 가는 혈류량을 증가시키고 도파민 수치를 상승시키기 때문에 뇌를 활성화해서 정신이 맑아지고 졸음을 쫓아줍니다.

기억력도 좋아지죠. 심지어 알츠하이머 치매를 65%까지 감소시킨다는 보고도 있습니다. 대신 불면증이 있거나 신경과민 증상이 있거나 교감신경이 평소 과흥분된 분들은 오히려 증상이 더 심해질 수 있습니다.

보통 커피의 카페인은 복용 후 1~2시간 지났을 때 가장 강하게 작용합니다. 12시간 정도 그 효과가 지속하죠.

또 카페인이 몸에서 완전히 배설되기까지 3일 이상 걸리기 때문에 아침에 한 잔만 먹는다고 해도 불면증 환자들의 수면에 영향을 주게 됩니다.

도파민은 뇌를 강하게 자극합니다.
짜릿한 기분을 느끼게 해주는 호르몬이죠. 세로토닌도 뇌 신경을 자극하지만 좀 잔잔한 행복감을 줍니다. 사람들이 마약을 끊지 못하는 이유가 강한 자극을 잊지 못하기 때문이잖아요. 커피가 마약은 아니지만, 중독성이 있는 것이 바로 이 도파민 분비 때문입니다.

헬스 하시는 분 중에 운동 전에 꼭 커피를 마시는 분들이 있습니다. 커피가 이렇게 기분을 고양해주기 때문이죠. 더불어서 인체 대사량을 증가시키고 지방을 분해하는 효과도 있기 때문입니다.

커피는 카페인 외에도 여러 가지 효능을 가지고 있습니다. 폴리페놀의 함량이 높아서 강력한 항산화제가 되고요. 항염증 작용도 있고 항응고제로 작용해서 혈전이 생기는 것을 막아줍니다.

이렇게 효능이 강력한 대신 부작용도 상당히 많습니다. 교감신경을 과흥분시키기 때문에 심장이 약한 사람이나, 고혈압 당뇨가 있으신 분들은 피하시는 것이 좋습니다. 불안증 공황장애 뇌전 간증이 있으신 분들도 피해야 합니다. 뇌 신경을 과흥분시킬 수 있기 때문입니다.

역류성 식도염 만성위염 위궤양이 있으신 분들도 피하시는 것이 좋은데요. 커피를 마시면 위산 분비가 증가합니다. 그래서 소화에 도움이 되죠. 하지만 침 분비를 줄이고 식도와 위장의 점액 분비를 감소시키기 때문에 속 쓰림이나 목의 이물감 위 통증이 오히려 증가할 수 있습니다.

또 철분의 흡수를 방해하기 때문에 빈혈이 있으신 분들도 피하셔야 합니다. 또 콜레스테롤 수치도 올릴 수 있다고 하니까요 고지혈증 환자분들도 조심하시는 것이 좋습니다.

커피의 작용을 딱 한 가지로 이야기하면 강심작용입니다. 심장을 더 뛰게 해서 혈액 순환량을 늘리고 대사량을 늘립니다. 그래서 신경과 근육이 모두 활성화되는 거죠.

그래서 커피는 모든 약물과 음식의 작용을 강화해주는 보조제 역할도 합니다. 그래서 커피와 함께 건강식품을 함께 먹으면 그 작용이 더욱 강해집니다.

이 장에서는 커피와 함께 혹은 커피에 타서 먹으면 건강을 더욱 증진해주는 가루에 대해 한번 알아보겠습니다.

우리나라 사람들은 커피를 아주 순수하게 먹기를 좋아합니다. 그래서 아메리카노가 인기죠. 시럽도 잘 넣지 않습니다. 그런데 유럽이나 미국을 가보면 커피를 블랙으로는 잘 마시지 않습니다. 대부분 설탕을 잔뜩 넣어서 먹습니다.

사실 커피의 효능을 제대로 발휘하려면 설탕이나 시럽을 넣는 것이 좋습니다. 물론 설탕이 우리 몸에 해가 되는 것은 사실이지만, 커피의 강심 작용이나 대사 촉진 작용 혈액순환 작용을 제대로 발휘시키기 위해서는 당분이 필요합니다.

커피와 당을 함께 섭취하면 전신으로 당이 빠르게 퍼져 나갑니다. 혈관이 확장되고 심장이 더 뛰고 신경이 활성화되는데, 당이 함께 공급되면 출력이 두 배가 되는 거죠. 다만, 당뇨병이 있으신 분들은 제 말 듣지 마시고요.

세계 각국의 문화를 살펴보면 커피를 마실 때 이것저것 타서 먹는 방법이 아주 많습니다. 멕시코사람들은 커피에 사탕수수를 타고 계피 스틱을 올려서 먹는다고 하네요. 일명 "카페드올라"라고 합니다. 계피가 혈당을 내려주고 혈관을 확장해주는 효능이 있어서 커피와 아주 잘 어울립니다.

모로코 사람들은 커피에 참깨와 후추를 첨가하고요. 터키 사람들은 커피에 마늘과 꿀을 넣는다고 하고, 핀란드 사람들은 커피에 치즈를 넣어 마신다고 합니다.

모두가 커피의 강심작용, 혈액순환 촉진작용을 돕는 음식들이죠? 커피의 효능을 더 강하게 해주는 것들입니다.

최근에는 커피에 강황을 섞어서 골든라떼라고 부르는 커피가 인기라고 합니다. 강황의 항산화 작용과 항암작용을 커피에 곁들이는 거죠.

커피의 효능을 더욱 증가시키는 방법으로 버섯 가루를 섞어 먹기도 합니다. 주로 차가 버섯가루를 많이 섞어 마시는데요. 차가버섯은 러시아의 암 치료 약재로 유명합니다. 러시아의 혹독한 추위를 견디고 자라서 면역력 향상에 좋다고 합니다.

아가리쿠스 버섯도 좋은데요. 아가리쿠스 버섯은 신령버섯이라고 합니다. 항암식품으로 널리 알려져 있죠. 면역력을 높여주는 베타글루칸뿐만 아니라, 단백질, 지방, 섬유질, 비타민, 무기염류, 핵산 등 각종 영양소가 풍부합니다.

버섯의 주요 작용은 베타글루칸에서 나온다고 알려져 있습니다. 베타글루칸은 암세포를 직접 공격하지 않고 인간의 정상 면역기능을 활성화해서 암세포의 증식과 재발을 억제합니다. 또 여러 가지 사이토카인을 분비해서 면역세포인 T세포와 B세포의 기능을 활성화하죠. 이 외에도 베타글루칸은 혈당 강하작용, 혈중 콜레스테롤 감소 효과도 있고 지질대사도 개선해서 항비만 효과도 있습니다.

그런데 이 베타글루칸이 차가버섯과 아가리쿠스 버섯에만 들어 있는 것은 아닙니다. 대부분의 버섯에는 모두 함유된 성분이죠. 약간 더 많고, 약간 더 적고의 차이만 있습니다. 그래서 꼭 비싼 버섯만 고집하지 않으셔도 됩니다.

차가버섯과 아가리쿠스 버섯을 커피에 탈 때는 동결건조된 가루를 이용하시면 좋습니다. 아무래도 동결건조된 가루는 가격이 좀 비싸기 때문에 저렴하게 드시려면 버섯을 끓인 물을 커피에 타서 드시는 방법도 좋습니다.

지금까지 커피의 효능과 커피의 효능을 배가시키는 여러 가지 건강식품들을 알아보았습니다. 효능이 강한 만큼 부작용도 있으니까요. 잘 살펴서 복용하시기를 권합니다.

반대로 여러 가지 약차에 커피를 조금 타서 드시는 방법도 활용하시면 도움이 되겠습니다. 추운 겨울날에는 따뜻한 커피, 한여름 더울 때는 시원한 아이스 커피, 한 잔의 여유 가지시고 건강한 한 해 되시기를 기원합니다.

혈액순환을 돕는 가루

날씨가 추워지면 혈액순환에 관한 관심이 높아지게 됩니다. 기온이 내려가면 혈관이 수축하기 때문에 혈액순환이 나빠지게 되죠. 그래서 손끝 발끝이 저리거나 통증이 심해지고, 추위를 많이 타시는 분들은 아주 괴롭게 됩니다.

추위를 이기려고 수면 양말도 겹겹이 신고 내복에 두꺼운 털옷까지 몸이 둔해질 정도로 껴입는 경우가 많습니다. 사람이 추위를 타고 더위를 타는 이유가 뭘까요? 그것은 사람이 항온동물이기 때문입니다.

사람은 36.5도라고 하는 체온을 유지해야 살 수 있습니다. 왜 꼭 36.5도를 유지해야 하는 걸까요? 그건 저도 잘 모릅니다. 다른 분께 물어보셔야 합니다. 저 위쪽이나 저 아래쪽에 말이죠.

하여튼 36.5도라는 체온을 유지하기 위해서 사람은 항상 에너지를 만들어야 합니다. 여름에 기온이 상승하면 우리 몸의 체온도 상승합니다. 그래서 우리 몸은 올라간 체온을 36.5도에 맞추기 위해서 땀을 내게 되고 땀이 증발하면서 체온을 내려줍니다.

그래서 땀이 나면 시원해지는 거죠. 반대로 날씨가 추운데 땀이 나면 어떻게 되죠? 오한이 들게 됩니다. 몸이 더 추워지죠. 땀이 증발하면서 체온을 빼앗아 가기 때문입니다.

이번에는 겨울이야기를 해볼까요? 날씨가 추워지면 어떻게 되나요? 피부가 수축을 합니다. 땀샘도 닫히고 말초혈관도 닫힙니다. 그래서 겨울이 되면 피부가 건조해지고 거칠어집니다. 혈관이 거의 없는 발뒤꿈치는 각질로 덥히게 되고 팔다리뿐만 아니라 온몸이 건조해집니다.

혈관이 수축해서 숨어버리기 때문에 피부로 전해지던 영양 공급이 끊어지기 때문입니다. 겨울 내내 각질이 날리던 다리와 발뒤꿈치가 봄기운이 완연해 지면 어느새 없어지잖아요. 혈관이 열리기 때문입니다.

겨울이 되면 뇌졸중이나 심장마비 같은 심혈관 질환이 증가합니다. 이것이 혈관의 수축과 관련이 있습니다. 말초혈관이 닫혀버리기 때문에 혈액이 모두 몸 내부로 향하게 되면서 심장의 압력이 높아집니다. 그래서 뇌졸중과 심장마비가 증가하는 거죠.

사람의 몸이 따뜻한 이유는 사람의 피가 따뜻하기 때문입니다. 36.5도의 혈액이 온몸을 돌아다니면서 체온을 유지합니다. 보일러의 온수 같은 거죠. 그래서 피가 잘 흘러가는 곳은 따뜻하고 혈관이 없거나 순환이 잘 안 되는 곳은 차갑게 느껴집니다.

얼굴이나 손바닥 발바닥 겨드랑이 사타구니처럼 혈관이 발달한 곳은 따뜻합니다. 하지만 혈관이 거의 없는 무릎이나 허벅지 복부 같은 곳은 만지면 차갑죠.

하지만 허벅지나 팔뚝을 세게 때리면 빨갛게 변하면서 열이 후끈 납니다. 피가 모이기 때문이죠. 자극이 강하게 오거나 상처가 나면 혈액이 모입니다. 뭔가 손상이 난 것을 복구하려고 피가 모이는 겁니다.

감기에 걸리거나 장염이 생겨도 열이 납니다. 감기 바이러스와 장염 세균을 제거하기 위해서 백혈구가 모이는데, 이때 백혈구를 실어나르기 위해 피가 감염된 부분으로 모여들게 됩니다. 그래서 그 부분이 붓고 붉어지고 열이 납니다.

그렇습니다. 피가 모인 곳은 붉어지고 열이 납니다. 피가 없는 곳은 색이 옅어지고 차가워지죠. 안면홍조로 얼굴이 붉어진 사람은 얼굴에 피가 모인 것이고, 빈혈로 고생하시는 분의 얼굴이 창백한 이유는 피가 부족하기 때문입니다.

사실 사람은 조금 몸이 더운 사람이 더 건강합니다. 에너지를 잘 만들고 있다는 말이죠. 그런데 그 조절 범위를 벗어나면 질병이 됩니다. 몸에 열이 너무 많이 나도 안되고, 몸에 열이 너무 없어도 안 되죠.

어쨌든 사람은 끊임없이 살기 위해 에너지를 만들어야 하므로 약간 열이 있는 게 더 건강한 상태입니다.

아이들은 열이 많습니다. 병이 나도 꼭 열병이 나죠. 왜냐면 성장기에 있기 때문입니다. 사람은 태어날 때 3조 개 정도의 세포 숫자를 가지고 있습니다. 사람의 세포 숫자는 나이가 들면서 증가하고, 성인이 되면 약 60조 개까지 늘어납니다.

사람의 세포는 분열할 때 열이 많이 납니다. 사람의 뇌도 마찬가지입니다. 태어날 때는 백지상태입니다. 아무것도 없습니다. 아이가 자라면서 삶에 필요한 모든 것을 배우게 됩니다. 그래서 아주 바쁘고 분주하죠. 에너지를 엄청나게 소모하는 과정입니다.

그래서 아이들은 열이 많기 때문에(에너지가 넘치기 때문에) 한시도 가만히 있지를 않습니다. 초등학교에 가면 복도에 "뛰지 마시오"라고 씌어 있습니다. 애들은 가만히 걸어 다니는 법이 없기 때문이죠. 그런데 노인정에 가면 그런 푯말이 없습니다. 뛰어다니는 사람이 없으니까요. 나이가 들수록 몸이 차가워집니다. 한해 한해 다가오는 겨울이 조금씩 더 춥게 느껴집니다.

몸이 식어가기 때문입니다. 그래서 사람의 일생을 열에서 한으로의 여행이라고도 합니다. 체온이 다 식으면 땅으로 돌아가는 거죠.

어떤 이들은 나이가 들면서 점점 더 열이 나는 경우도 있다고 합니다. 그런데 이런 경우도 살펴보면 몸 전체에 열이 있지는 않습니다. 주로 머리 쪽으로만 열이 나고 팔다리는 찬 경우가 대부분입니다.

열이 부족하기 때문에 머리와 심장만 에너지를 소모하고 팔다리는 포기하고 있는 상태라고 보아야 합니다.

일반적인 질병도 이런 과정을 겪습니다. 독감이나 식중독 혹은 타박상같이 금방 생긴 병은 열이 많이 납니다. 세균이나 바이러스가 막 퍼지면 그것을 제거하기 위해서 면역세포가 끝도 없이 분열하고 독을 막 뿜어냅니다. 손상된 조직을 복구하기 위해서 엄청난 양의 피가 모이고 영양분과 에너지를 소모합니다. 그래서 심하게 아프면 열이 납니다. 그래서 열이 나지 않는 질병은 그리 심각하게 나빠지는 경우가 드물죠.

반대로 오래된 병은 열이 나질 않습니다. 만성질환으로 바뀌고 나면 이제 그 조직이 서서히 죽어갑니다. 혈액공급이 잘 안 되기 때문에 손상된 곳의 복구도 잘 안 되죠. 그래서 만성 관절염이나 당뇨병 고혈압 같은 대사성질환, 만성위염, 폐쇄성 폐 질환, 갑상선 저하증 같은 만성질환이 오래되면 몸이 점점 식어서 추위를 많이 타게 됩니다.

암도 그렇습니다. 암의 발생 초기에 인체 조직으로 혈액이 원활히 공급되지 않으면서 저산소 환경이 만들어집니다. 저산소 환경에 처한 하나의 세포가 살아남기 위해서 돌연변이를 일으키고 자기 혼자 살기 위해서 에너지를 빼앗아 갑니다. 그래서 새로운 혈관을 만들고, 급기야는 혼자 에너지를 독차지합니다. 그래서 몸 다른 부분의 에너지가 부족해지고 체중이 쑥쑥 빠지게 됩니다.

암을 치료하는 가장 기본 치료법이 온열 치료법입니다. 체온을 올려주는 거죠. 체온이 올라가면 면역세포가 활성화되면서 암세포를 죽여 버립니다. 그래서 혈액순환이 중요합니다. 혈액이 잘 돌아야 면역력이 높아지고 체온을 조절하고 손상된 조직을 복구할 수 있죠.

혈액이 잘 돌려면 심장이 튼튼해야 합니다. 심장이 피를 뿜어내어서 전신으로 보내야 하기 때문입니다. 그런데 전신으로 나온 혈액은 심장의 힘으로 다시 돌아가지는 못합니다. 정맥과 림프관으로 들어온 혈액은 근육의 움직임이 없으면 다시 심장으로 돌아가지 못합니다. 그래서 혈액순환을 완성하기 위해서는 운동이 꼭 필요합니다.

운동으로 근육을 움직이지 않으면 혈액의 흐름이 현격히 약해집니다. 오랜 시간 서서 일하시는 분들의 다리가 붓는 이유가 이것 때문입니다.

또 말초혈관이 튼튼해야 몸이 따뜻해집니다. 혈액순환이 약한 사람들은 날씨가 추워지면 말초혈관이 닫혀버리는 것처럼 평소에도 말초혈관이 닫혀 있습니다. 그래서 혈액이 손끝 발끝까지 가지 못해서 손가락 발가락이 저리고 통증이 생깁니다.

에너지가 풍부한 사람들은 날씨가 아무리 추워도 말초혈관이 모두 닫히지 않습니다. 그래서 추위를 이겨낼 수 있습니다. 건장한 젊은 사람들이 겨울에도 반팔입고 다닐 수 있는 이유가 이 때문이죠.

이 장에서는 말초혈관을 튼튼하게 하고 확장해서 손끝 발끝으로 혈액을 공급하고 면역력을 높이는 가루에 대해 한번 말씀드려보려고 합니다.

제가 말씀드릴 가루는 바로 솔잎입니다. 소나무 잎이죠. 솔잎에는 다량의 비타민 C와 비타민 A, B, K 등이 풍부하게 들어 있습니다.

또 솔잎에는 피톤치드가 풍부하게 들어 있는데요. 피톤치드의 주성분인 테르펜은 휘발성 유기화합물이기 때문에 발산이 되면서 향으로 느껴집니다. 이 테르펜 성분이 말초혈관을 확장하고 콜레스테롤을 낮추어 줍니다.

또 솔잎에는 루틴도 풍부하게 들어 있습니다. 루틴이 혈액 속의 지방 노폐물을 제거하고 모세혈관을 확장해서 혈액순환을 돕습니다.

또 솔잎에는 약간의 강심작용도 있습니다. 또 약간의 탄닌 성분도 있어서 설사를 방지하고 혈관 벽을 튼튼하게 만들어줍니다.

솔잎의 가장 중요한 효능은 말초혈관을 확장하는 것입니다. 따뜻한 솔잎차를 한잔 마시고 나면 혈액이 전신의 말초혈관을 타고 흐르면서 온몸에 열이 훅 오르고 땀이 납니다.

솔잎은 생으로 먹기는 좀 힘듭니다. 그래서 솔잎 가루를 요구르트나 두유에 섞어 드시는 방법도 있고, 솔잎가루를 콩가루와 섞어서 환을 지어 먹는 방법도 있습니다. 꿀을 곁들인 생강 대추차나 맥주효모를 함께 드시면 혈액순환을 더욱더 강하게 할 수 있습니다.

솔잎을 직접 소나무에서 따서 가루를 만들거나 차를 만들어 드시는 것은 위험합니다. 농약이나 중금속 혹은 세균 등의 오염이 있을 수 있기 때문이죠. 그래서 꼭 믿을 수 있는 곳에서 잘 가공된 제품을 구입해 드시기를 권합니다.

솔잎가루 드시고 혈액순환 장애, 냉증, 손끝 발끝 저림과 통증 모두 날려버리시기를 기원합니다.

만성피로를 풀어주는 가루

독자 여러분, 몸이 피곤하신가요? 저는 요즘 진짜 하는 일 없이 엄청 피곤합니다. 코로나바이러스 때문에 모임도 없고, 일도 전보다 확 줄었는데 몸은 더 피곤해요. 여러분은 어떠신가요?

우리가 어떨 때 피곤하죠? 육체노동을 많이 했을 때? 정신적으로 스트레스를 받았을 때, 물론 피곤합니다. 일반적으로 사람에게는 주어진 체력이란 게 있습니다.

체력은 사람마다 다릅니다. 어떤 사람은 마라톤을 뛰고도 지치지 않고, 어떤 사람은 재활용 쓰레기만 버리고 와도 나가떨어집니다. 그래서 피로라는 것이 사람마다 상대적입니다. 그 사람의 체력이 어느 정도 인가에 따라 달라지는 것이죠.

사람 몸의 체력은 기본적으로 타고나는 겁니다. 강철 같은 몸과 지치지 않는 두 개의 심장을 달고 태어나는 사람도 있고, 스치기만 해도 멍이 들고 동네 마트만 다녀와도 몸살이 나는 유리 몸을 가진 사람이 있습니다. 이것은 사실상 유전자의 문제입니다. 바꿀 수가 없죠.

하지만, 최근 유행하고 있는 새로운 유전학인 후성유전학에서는 다르게 말하고 있습니다. 유전자의 뼈대는 바꿀 수 없는 것이 사실이지만 그 유전자를 발현하는 유전형질은 환경에 의해서 바뀐다고 합니다.

메틸화라고 하는데요. 자세한 내용은 모르셔도 됩니다. 다만, 내가 무엇을 먹고 어떤 환경에서 살았냐에 따라 나의 유전형질이 바뀐다는 것만 아시면 되겠습니다.

당뇨병 유전자를 물려받았지만, 좋은 환경에서 좋은 것을 먹고 자라게 되면 그 유전자 형질이 나타나지 않을 수 있다는 것입니다. 체력도 마찬가지입니다. 아무리 약한 체질을 물려받았다고 하더라도 살면서 극복 가능하다는 말입니다.

유전적 형질과 달리 사실 체력은 더 쉽게 바뀔 수 있습니다. 사람의 체력은 크게 세 가지에 의해서 결정되는데요.

> 1. 근육량
> 2. 심장의 힘
> 3. 폐활량

이 세 가지가 어느 하나라도 모자라면 체력이 강해질 수 없습니다.

근육량을 키우기 위해 단백질을 아무리 먹는다고 해도 숨차게 운동하지 않으면 근육이 생기지 않습니다. 심장과 폐를 튼튼하게 하는 연어 오트밀 블루베리 도라지 호박 당근 아무리 먹어도 심장과 폐가 저절로 튼튼해지지 않습니다. 숨차고 땀나게 운동을 해야 하는 거죠.

사람의 체력은 정해져 있지도 않습니다. 우리가 자동차를 사면 최고 출력이 100마력, 1,000마력 이렇게 정해져 있습니다. 그런데 사람의 체력은 살면서 계속 변합니다. 프로축구선수나 마라톤 선수들은 일반인들보다 훨씬 체력이 강합니다. 제 체력이 소형차라면 그 사람들 체력은 아마 스포츠카 정도 될 겁니다.

그런데 그런 프로 선수들도 운동을 한동안 하지 않고 쉬게 되면 체력이 떨어져 버립니다. 박지성 선수가 아마 지금은 축구 경기를 전후반 모두 뛰지 못할 것입니다. 계속 운동을 하지 않았기 때문입니다. 하지만, 또 마음 잡고 3~4개월 꾸준히 체력을 올리면 다시 가능하게 될 겁니다.

일반인들도 마찬가지입니다. 꾸준히 운동하면 체력이 더 생깁니다. 1마력밖에 안 되던 체력이 100마력 1,000마력이 될 수 있습니다.

무엇을 먹든 체력을 키우기 위해서는 꾸준한 운동이 기본이 되어줘야 하는 겁니다. 이렇게 꾸준히 운동하면서 뭔가를 잘 먹게 되면 체력이 더 빨리 형성될 수 있습니다.

만성피로는 기본적으로 체력이 약해지기 때문에 발생합니다. 가장 쉽게 설명할 방법이죠. 만성피로 환자들은 운동을 잘하지 못합니다. 안 그래도 피곤해 죽겠는데 무슨 운동을 하겠습니까? 주어진 일도 억지로 할 수 없이 하게 되고, 틈만 나면 눕게 되죠.

그런데 이렇게 많이 쉰다고 해서 체력이 생기지도 않습니다. 쉬면 쉴수록 더 쉬고 싶고 체력은 더 떨어지죠. 우리 몸 세포 속에는 미토콘드리아라는 기관이 있습니다. 이곳에서 ATP라고 하는 에너지 배터리를 만들어 내는데요. 운동하면 할수록 이 배터리를 만드는 미토콘드리아의 숫자도 늘어납니다.

반대로 움직이지 않으면 미토콘드리아의 숫자가 줄어듭니다. 그래서 에너지를 만드는 배터리를 생산할 수 없게 되는 것이죠. 그래서 아무리 피곤하더라도 움직이라고 말합니다. 억지로 나가서 산책하고 5m, 10m만 뛰라고 합니다.

그렇게 하다 보면 몸에 피가 돌고 심장이 조금 더 펌프질하고 폐가 더 커지고, 미토콘드리아의 숫자가 늘어날 수 있습니다.

이런 과정이 6개월 정도 반복되면 2배 이상의 체력이 생깁니다. 운동하지 않고는 절대 이런 결과가 나오지 않는 거죠.

이렇게 운동하면서 근육을 만들어주는 단백질도 더 먹고, 심장과 폐를 튼튼하게 해주는 음식도 찾아 먹으면 근육이 생기고 체력도 점점 강해집니다.

이 장에서는 체력을 길러서 만성피로를 극복하게 도와주는 음식 중 첫째인 양파에 대해 한번 말해보려고 합니다.

체력이 생긴다는 것은 그만큼 혈액순환이 더 잘 된다는 것을 말합니다. 혈액순환이 잘 되려면 심장이 튼튼해서 피를 잘 뿜어 줘야 하고, 폐가 튼튼하고 커서 산소를 충분히 혈액에 실어줘야 하고 영양분과 산소를 전신으로 공급하는 혈관이 튼튼해야 합니다.

양파는 이 혈관을 확장해서 혈액순환을 돕습니다. 양파는 혈관에 있는 기름과 뱃살을 빼는 데 도움이 되는 것으로 알려져 있습니다. 양파는 혈압도 안정시키면서 피를 맑게 해줍니다. 양파에 들어 있는 매운맛을 내는 '유화프로필알린' 성분이 중성지방과 콜레스테롤을 낮춰주고 혈당을 낮춰주기 때문에 동맥경화 고혈압 당뇨 예방 모두에 좋습니다.

양파에 많이 들어 있는 성분 중에 퀘르세틴이 있습니다. 주로 양파껍질에 많이 들어 있죠. 이 성분이 항암효과도 있고, 모세혈관을 강하게 해주면서 딱딱하게 굳은 동맥을 부드럽게 해줍니다.

미국 존스홉킨스의대 연구팀의 보고에 따르면 카레의 주성분인 커큐민과 양파껍질에 들어 있는 퀘르세틴을 매일 3차례씩 6개월간 복용한 대장 용종 환자의 경우 용종의 수는 평균 60% 감소하고 크기는 51% 축소되었다고 합니다.

퀘르세틴은 세포 내 자가포식 기능을 활성화해서 염증 수치를 내리고 노화를 지연시키는 효과도 있습니다. 또, 히스타민의 과민반응을 억제하기 때문에 천식이나 결막염 알레르기성 비염과 아토피성피부염에도 효과가 있는 것으로 알려져 있습니다.

양파 속에는 '황화 아릴' 성분이 있습니다. 이것이 몸속에서 '알리신'으로 바뀌는데요. 이 알리신이 양파의 매운 성분과 함께 에너지 대사를 촉진해서 몸에 열을 내고 신진대사를 활성화합니다. 그래서 사람의 체력을 높여줍니다.

이렇게 약간 매운 음식들이 대부분 혈관을 확장하고 에너지 대사 신진대사를 촉진해서 몸에 열을 내고 체력을 길러줍니다. 그래서 대부분의 보양식에 양파 마늘 후추 같은 매운 양념이 들어 있는 거죠.

그래서 양파를 즐겨 드시면 고지혈증 콜레스테롤을 낮춰주고 고혈압 당뇨 심지어 항암효과까지 볼 수 있는 이유가 혈액순환을 돕기 때문입니다.

양파를 먹는 방법은 여러 가지가 있습니다. 껍질과 뿌리를 푹 끓여서 퀘르세틴이 잘 추출되도록 해서 먹는 양파껍질 탕이 있고요. 죽을 만들어 먹어도 되고, 기름에 볶아 드셔도 좋고, 혈액순환을 조금 더 돕고 싶으면 생으로 먹는 것이 좋습니다. 양파를 가열하면 매운 성분이 날아가 버리기 때문입니다.

그래서 저는 양파를 먹는 가장 간편하고 효율적인 방법으로 양파 가루를 드실 것을 권합니다. 물론 평소 식단에서 진짜 양파를 자주 드시는 것이 가장 좋습니다. 하지만 꾸준히 먹으려면 아무래도 간편하고 효율적이어야 하는데요. 그래서 양파 가루를 사서 드시면 가장 효율적으로 양파의 영양을 꾸준히 섭취할 수 있게 됩니다.

여러 가지 음식이나 차에 양파 가루를 섞어 드시면 좋습니다. 특히 혈액순환을 도와주는 생강 대추차에 양파 가루를 넣어서 드시면 더욱더 좋겠고, 여기다 혈액순환을 돕는 솔잎 가루를 첨가하면 더욱더 좋습니다.

생강과 양파는 너무 많이 드시면 속이 쓰릴 수 있으니 조심하셔야 하고요. 매운 음식은 뭐든 처음에는 조금씩 복용하면서 용량을 자신에게 맞춰 나가시는 것이 좋습니다. 기운 없는 몸, 피곤한 몸, 억지로 끌고 나가 운동으로 심폐를 깨워주시고, 양파 분말 꾸준히 드셔서 혈관도 튼튼히 하시면 어느새 슈퍼파워가 생겨날 것으로 믿습니다.

4장

마법의 건강 차

혈관을 청소하는 약차

제가 진료를 하다 보면 심장에 스텐트 시술하신 분들을 꽤 많이 만납니다. 혈액이 뭉쳐서 심장마비나 뇌졸중 오는 것을 방지하기 위해서 아스피린 매일 드시는 분도 많고요. 그만큼 심장 질환을 앓고 계신 분들이 많다는 것을 말합니다.

2019년 우리나라의 사망원인 통계를 보면 1위가 암이고 2위가 심장질환인데요. 암은 종류가 아주 다양하지만, 심장질환은 단일 질환이라 상당히 높은 위험도를 가지고 있습니다.

전 세계적으로도 수백만 명의 사람들이 동맥 경화 질환을 앓고 있고, 심장마비나 뇌졸중, 고혈압, 당뇨병, 비만 등으로 발전할 수 있기 때문에 혈관과 혈액의 관리는 아주 중요합니다.

사람 성인의 심장은 매일 약 7천~8천 리터의 혈액을 품어냅니다. 이 혈액이 동맥과 정맥 그리고 모세혈관, 림프관을 타고 거의 1만 킬로미터의 여행을 하죠. 서울에서 LA까지의 거리가 9,600km 정도니까 대단한 거리입니다.

혈액순환을 통해서 산소와 영양분을 우리 몸 구석구석에 전달해주고 노폐물을 수거해서 간과 신장에서 해독하고 배설하는 작용이 우리가 살아 있게 해주는 것이죠.

혈액순환이란 것이 아주 중요합니다. 피는 돌아야만 하는 겁니다. 한 곳에 머무르면 안 되죠. 어딘가 피가 고여 있거나 부종이 생겨서 체액이 고여 있으면 그곳은 병이 든 것입니다.

그중에서 동맥은 심장에서 산소를 한껏 품고 우리 몸의 모든 조직과 세포로 혈액을 운반하는 신선한 혈액이 뿜어져 나오는 통로입니다. 아주 굵고 튼튼하죠.

그런데 이 굵고 튼튼한 파이프에 찌꺼기가 쌓이기 시작하면 여러 가지 문제가 생깁니다. 전신으로 혈액을 공급하는데 문제가 생기고, 파이프가 좁아지면 심장이 더 강하게 수축해야 하니까, 심장의 부담도 커집니다.

그래서 사람이 사는 동안, 목숨이 붙어 있는 그 날까지 심장과 동맥을 잘 보존하는 것이 아주 중요합니다. 동맥에 생긴 혈전을 정화하고 막힘을 방지하는 데 도움 되는 작은 습관 하나가 삶을 바꿀 수 있는 거죠.

그래서 이 장에서는 소중한 우리의 동맥에 혈액이 뭉치는 것을 막아주고 혈관을 청소해주는 약차를 소개해 드릴까 합니다.

동맥을 청소하고 혈액을 정화하는 약차의 재료 **첫 번째는 녹차입니다.**

녹차의 주요 성분으로 널리 알려진 EGCG가 그 주인공인데요. 조금만 더 알아보겠습니다.

EGCG는 에피갈로카테킨 갈레이트epigallocatechin gallate의 약자입니다. 주로 녹찻잎에 많이 함유된 강력한 항산화 성분입니다. 카테킨이라고 줄여서 부르기도 합니다.

심장과 뇌로 가는 혈액의 흐름을 차단하고 감소시키는 혈전이나 단백질 플라크를 분해하는 작용을 합니다. 플라크는 혈관 내에 생겨있는 찌꺼기를 말합니다. 혈액에 섞여서 흘러 다니다가 염증을 일으키고, 혈관 벽에 붙어서 혈관을 막아버리기도 하는 그 찌꺼기 말입니다.

녹차의 폴리페놀 성분인 카테킨이 나쁜 콜레스테롤인 LDL을 분해해서 혈관을 청소해줍니다. 녹차의 또 다른 플라보노이드 성분인 안토잔틴은 항암, 항균, 항바이러스 효과가 있습니다. 또 강력한 항염증 효과가 있어서 혈관 내에서 플라크로 인해 생기는 염증을 제거해줍니다.

또 녹차는 신진대사를 촉진하기 때문에 신체가 지방을 연소시키는 것을 돕습니다.

동맥을 청소하고 혈액을 정화하는 약차의 재료 **두 번째는 마늘입니다**. 마늘은 인슐린 저항성을 줄여서 당뇨병을 예방해줍니다. 마늘의 강력한 항산화 효과는 신체의 손상이나 염증으로부터 조직과 신경과 세포를 보호해줍니다.

마늘이 혈관을 청소하는 강력한 효능을 지닌 이유는 산화질소를 생성하고 NK세포를 활성화하기 때문인데요.

산화질소는 비아그라의 효능과 관련이 있습니다. 우리 몸의 혈관을 열어주는 역할을 합니다. 동맥을 이완시켜서 혈압을 유지해주고요. 혈액 응고를 억제해서 심장마비와 뇌졸중의 원인이 되는 혈전의 생성을 예방합니다. 또 뇌로 가는 혈류량을 증가시켜서 치매를 예방해줍니다.

또 NK세포는 면역력과 관련이 있습니다. 혈액 내에 침투한 세균이나 바이러스 혹은 암세포와 같은 이물질을 모두 공격해서 혈관을 청소해줍니다.

이제 준비된 재료로 약차를 만들어볼까요?

우선 끓는 물 한잔이 필요합니다. 그리고 녹차 티백 한 개 혹은 녹차 분말 1티스푼, 마늘 가루 1티스푼 준비하시면 되는데요. 녹차와 마늘 분말은 2~3g 정도면 적당합니다. 기호에 따라서 양을 조절하셔도 좋습니다.

여기에다 천연 생꿀 1티스푼 넣으시고, 잘 저어주시면 혈관을 청소하고 혈액을 맑게 해주는 약차가 완성됩니다.

하루 2회에서 4회까지 복용하시면 좋습니다. 주로 식전에 드시기를 권장합니다.

마지막으로 혈관을 병들게 하는 아주 큰 요인이 하나 더 있습니다. 바로 스트레스입니다. 스트레스 호르몬이 혈관 벽에 상처를 내고 염증을 진행하고 기름 찌꺼기가 붙어서 자라게 합니다. 늘 웃고, 용서하고, 조금 더 긍정적이고, 여유 있는 생활하시기를 부탁드립니다.

숙면을 부르는 약차(1)

독자 여러분, 잠은 잘 주무시나요? 사람이 인생의 1/3을 잠자는데 보내잖아요. 참 시간 낭비인 것 같기도 하고 또 한편으로는 휴식과 각성이 반복되는 것이 신기하기도 합니다.

기네스북에 나와 있는 공식기록으로 가장 오랫동안 잠을 자지 않은 사람의 기록은 11일 1분이라고 하는데요. 놀랍죠? 1964년에 17살의 미국 사람 랜디 가드너가 세운 기록인데요. 랜디가 이 기록을 달성한 후에 '잠 안 자고 깨어있기' 도전 부문은 건강을 해칠 수 있다는 위험 때문에 폐지되었다고 하네요.

보통 사람은 3~4일만 못 자면 거의 버티질 못합니다. 건강한 신체와 정신을 유지하려면 보통 하루에 7~8시간은 충분히 자야 하는데요.

충분하고 깊은 잠은 우리의 신체적, 정신적 활력 수준을 재충전해주는 효과가 있습니다. 전날 하루 동안 피곤했던 몸과 마음을 재정비하고 다음 날을 준비하게 해주죠. 손상된 세포나 상처도 치료하는 시간입니다.

또 잠은 기억을 재정리하는 기능도 있습니다. 그래서 잠을 잘 자야 공부도 더 잘하고, 기억력도 향상되고, 치매도 예방해줍니다.

이 장에서는 이렇게 중요한 잠을 잘 잘 수 있게 해주는 가루 약차에 대해 한번 알아보겠습니다.

사람이 잠을 잘 때 가장 왕성하게 분비되는 호르몬이 무엇인지 아세요? 멜라토닌이요? 멜라토닌이 잠 오게 하는 데 아주 중요하죠. 또 뭐가 있을까요?

성장호르몬이 잠잘 때 아주 많이 분비됩니다. 성장호르몬은 뇌의 한 부분인 뇌하수체에서 생성되는데요. 이 성장호르몬의 기능이 꼭 키 크는 데만 효과 있는 것이 아닙니다.

우리 몸의 세포들은 제각각 수명이 있다고 제가 여러 번 말씀드렸는데요. 각각의 세포가 파괴되고 새로 자랄 때 성장호르몬이 필요합니다. 건강하고 새로운 세포가 잘 자라게 해주고, 또 고장 난 세포를 치료하는 데도 필요하고요. 또 성장호르몬은 단백질 합성과 지방분해에도 필요합니다.

피부를 탱탱하게 만들기 위해서 콜라겐 화장품이며, 콜라겐 음료 같은 것도 많이 드시죠. 이 콜라겐이 단백질인데요. 콜라겐 합성을 돕는 것이 성장호르몬입니다. 미인은 잠꾸러기라는 말이 있잖아요. 사실 콜라겐은 세포에서 필요에 따라 합성되는 단백질이기 때문에 먹는 것은 큰 의미가 없습니다. 오히려 잠을 잘 자는 게 더 중요하죠. 잠을 푹 잘 자면 콜라겐이 적재적소에 잘 만들어져 배치되는 거죠.

성장호르몬이 지방분해에도 관여하기 때문에 잠을 잘 자면 비만을 예방하는 효과가 있습니다. 잠을 잘 자지 못하면 인체 대사가 잘 안 되기 때문에 에너지 효율이 떨어지고 지방이 노폐물로 쌓이게 됩니다.

그래서 잠을 푹 자는 것이 중요합니다. 수면을 유도해서 성장호르몬 분비를 촉진하는 **첫 번째 재료는 카모마일입니다.**

카모마일은 루틴과 쿠마린 성분이 있어서 혈액이 뭉치는 것을 막아줍니다. 그래서 혈액순환에 도움이 됩니다. 또, 카모마일은 강력한 중추신경 진정효과가 있어서 스트레스 해소뿐만 아니라 몸과 마음을 이완시켜줍니다.

카모마일에 들어 있는 아피제닌[apigenin]이란 성분이 이런 효과를 내는데요. 카모마일을 복용하면 중추신경계를 진정시켜서 불안을 줄이고 잠을 깊게 자도록 유도합니다.

아피제닌은 각종 과일과 채소류에 함유된 플라보노이드 성분입니다. 사과, 콩, 브로콜리, 셀러리, 권백 등에 다량 함유된 성분인데요. 강력한 항산화제입니다. 염증과 산화 스트레스를 억제하고 탄수화물 대사를 증진하는 효과가 있습니다. 또 발암 유전자인 SALL4를 억제해서 위암을 예방하는 효능도 있습니다.

수면을 유도해서 성장호르몬 분비를 촉진하는 **두 번째 재료는 사과식**

초입니다. 사과식초는 알칼리성 식품입니다. 그래서 속 쓰림을 완화해주고 역류성 식도염 치료에 도움이 됩니다. 너무 많이만 먹지 않으시면 부작용은 크게 없습니다.

사과식초는 면역력을 강화해주는 효과도 있습니다. 또 사과식초의 성분 중에 아세트산이라고 있는데요. 이 아세트산이 혈당을 내려주는 강력한 효과가 있습니다. 그래서 인슐린을 만드는 췌장의 부담을 줄여줍니다. 연구들에 따르면 사과 식초의 항혈당 효과가 몸이 필요로 하는 인슐린의 자연적인 분비를 촉진하는 것으로 밝혀졌습니다.

또 혈관을 확장하는 산화질소(NO)의 분비를 촉진하기 때문에 고혈압에도 효과가 있고요. 각종 효소, 무기질, 비타민이 풍부해서 우리 몸을 정화하고 해독해 주는 효능이 있습니다.

사과 식초의 가장 중요한 효능은 지방을 연소시키는 것입니다. 아세트산이 간을 해독하고 지방질과 체지방의 축적을 억제합니다. '식품 영양 연구 저널'의 발표에 따르면, 2개월 이상 꾸준히 마시면 항비만 효과를 기대할 수 있다고 합니다.

수면을 유도해서 성장호르몬 분비를 촉진하는 **세 번째 재료는 레몬입니다**. 레몬은 비타민C, 복합 비타민B, 칼슘, 철, 마그네슘, 칼륨, 섬유질 등의 영양분이 아주 풍부한데요. 레몬은 우리 몸의 산성도를 낮춰서 알칼리화시킵니다.

레몬은 혈액순환을 도와서 노폐물을 소변으로 배출시켜줍니다. 또 항산화 효과로 혈액을 청소해서 심혈관 질환을 예방하고, 혈압을 조절해 줍니다. 레몬은 또 간을 해독하고 면역력을 높여서 기관지를 보호해 줍니다. 그래서 호흡기 감염이나 천식 기관지염에도 좋습니다. 항산화제가 풍부해서 노화를 예방하기도 하고요. 지방을 태우고 독소를 배출시키고 포만감을 주기 때문에 다이어트 효과도 있습니다.

이 세 가지 재료를 생강 대추차에 섞으면 수면을 유도하고 자는 동안 지방을 분해하고 몸의 독소를 제거하는 수면 다이어트 해독 약차가 됩니다.

카모마일은 가루를 준비하셔도 되고 티백을 준비하셔도 됩니다. 티백 하나가 1~2g 정도 되니까요. 가루도 그 정도 넣으시면 됩니다. 레몬 반쪽, 사과식초 1 테이블스푼 필요한데요. 사과식초는 유기농이면 더욱 더 좋습니다.

생강 대추는 동량을 넣어서 차를 끓이시면 되는데요. 물 500cc에 생강 대추를 5-10g 넣어서 끓이시면 되고, 기호에 따라서 생강과 대추의 양을 조절하시면 됩니다. 되도록 생강의 양은 좀 줄여서 너무 맵지 않도록 하시면 좋습니다.

이제 잘 만들어진 생강 대추차에 카모마일과 사과 식초 레몬을 넣어서 10분 정도 숙성을 시키시면 숙면을 유도하고 몸과 마음을 이완시키고 신진대사를 증진해서 지방을 태우는 숙면 약차가 완성됩니다.

잠자기 30분 정도 전에 마시면 가장 좋겠습니다. 카모마일과 사과식초와 레몬과 생강 대추차가 여러분의 뇌를 자극해서 신경이 바뀔 수 있도록 도와줄 것입니다.

적어도 일주일 이상 꾸준히 마시면 분명 효과 있을 것이라 믿습니다. 불면증으로 고생하는 모든 분이 효과를 보았으면 좋겠습니다.

숙면을 부르는 약차(2)

깊은 잠을 자기 위한 약차를 지난 장에서 소개해드렸는데요. 이번 장에서 숙면을 돕는 약차 한 가지를 더 소개해드리겠습니다. 여러 가지 시도하나 보면 분명 좋은 결과 있으실 것입니다.

사실 잠을 깊이 못 자는 이유 중에 **가장 큰 이유가 스트레스입니다**. 뭔가 걱정거리가 있거나 화가 나 있으면 잠이 잘 오지 않습니다. 이때는 불면의 근원이 되는 스트레스와 걱정거리가 없어지지 않으면 어떤 좋은 약을 먹어도 잘 안 됩니다. 늘 조금 더 긍정적이고, 용서하는 마음 가지시면 좋을 것 같습니다.

두 번째 이유는 혈액순환입니다.
뇌가 각성에서 수면으로 전환되려면 에너지가 많이 필요합니다. 그냥 쉽게 되는 게 아닙니다. 그래서 아이들은 머리만 바닥에 닿으면 자잖아요. 에너지가 넘치기 때문입니다.

또 혈액순환이 되려면 평소 운동량이 많아야 하는데요. 온종일 뭔가를 하거나 운동을 많이 하고 나면 몸이 피곤해지고 피곤하면 곯아 떨어질 수밖에 없습니다.

그런데, 대개 불면증이 있으신 저희 환자분들 보면 대부분이 운동량이 부족합니다. 무릎이 아프거나, 허리가 아프거나 뭔가 지병이 있거나, 만성피로가 있어서 활동을 거의 하지 못하시는 분들이 대부분이죠.

뇌가 각성에서 수면으로 전환되기 위해서는 스트레스가 없어야 하고, 에너지도 풍부해야 하고 또 혈액의 순환이 잘 돼야 하는 3박자가 모두 맞아야 하는 거죠.

혈액순환이 잘 안 될 때 나타나는 징조 중에 가장 뚜렷한 두 가지가 있습니다. 하나는 피로감이고, 또 하나는 부종입니다. 피곤하면서 몸이 무겁고 부은 느낌이 듭니다.

그래서 혈액순환을 잘 시켜주면 수면에 아주 큰 도움이 됩니다. 그래서 제가 불면증 환자분들께 항상 하는 소리가 잠자기 직전에 꼭 운동을 좀 하시기를 권하는데요.

잠자기 직전에 혹은 자다 깼을 때 제자리 뛰기 1분 혹은 스쿼트 10회 정도 해주시면 좋습니다. 심장이 약간 뛰고 근육이 움직이면서 피가 돌기 때문인데요. 머리에 정체된 혈액을 팔다리 쪽으로 빼서 순환시켜야 합니다.

이번 장에서 소개해 드릴 숙면 약차는 **바나나가 주재료입니다.** 바나나에는 건강에 도움 되는 많은 성분이 들어 있습니다. 마그네슘, 칼륨과 비타민 B6가 풍부하죠. 이들이 우리 몸 전체의 근육을 이완시켜주는데요. 스트레스와 불안감도 줄여줍니다.

마그네슘은 가바 수치를 높여서 우리 몸이 빠르게 잠으로 빨려 들어가도록 돕습니다. 가바는 중추신경계에 존재하는 대표적인 억제성 신경전달물질입니다. 도파민이나 세로토닌은 흥분을 유도하고요. 가바는 뇌를 안정시켜서 수면을 유도합니다.

칼륨은 우리 몸속의 나트륨 방출을 돕습니다. 칼륨을 섭취하면 신장에 빨리 나트륨을 빼내라고 신호를 보냅니다. 그래서 자연적인 이뇨제 작용을 합니다. 이뇨가 잘되면 혈압도 떨어지게 되고요. 노폐물이 소변으로 빠져나가고 혈압이 떨어지면서 몸이 이완되고 수면을 돕게 됩니다.

바나나 껍질에는 트립토판이 많이 함유되어 있습니다. 이 트립토판이 세로토닌과 멜라토닌의 전구물질입니다. 트립토판이 세로토닌과 멜라토닌으로 변해서 행복해지고, 숙면을 돕는 거죠. 멜라토닌은 사람이 적절한 시간에 잠을 잘 수 있도록 해주는 생체 시계를 조절하는 호르몬입니다. 요즘은 수면 장애가 있을 때 멜라토닌 영양제를 드시는 분들도 많습니다. 하지만, 합성된 약품을 먹는 것보다는 자연적으로 분비되도록 해주는 것이 더 좋습니다.

숙면을 돕는 약차 두 번째 재료는 계피입니다. 계피는 신진대사를 돕고 인슐린 분비를 조절해서 혈당 수치를 내리는 약효로 유명합니다. 계피의 주성분인 신남알데히드는 지방세포에 직접 영향을 미쳐서 인체의 열 발생을 유도하는데요. 지방을 연소시켜서 제거하는 역할을 합니다.

신남알데히드(cinnamaldehyde)는 모세혈관을 확장하는 작용도 있습니다. 몸속 곳곳의 작은 혈관들을 모두 열어서 영양성분들이 골고루 신체 각 부위로 퍼질 수 있도록 돕습니다. 혈액순환을 강제로 시키는 거죠.

수면을 유도하는 약차 **세 번째 재료는 강황입니다.** 강황은 강력한 항산화제와 천연 항생제의 효능을 가지고 있습니다. 간 기능을 개선하고, 담즙 분비를 촉진해서 지용성 노폐물 제거에도 도움이 되고요. 지방을 분해해서 다이어트 효과도 있습니다. 또 소화 기능을 자극하고 체내에 정체된 수분과 수용성 노폐물을 제거하는 이뇨제 역할도 합니다.

강황의 주성분인 커큐민은 심장마비를 예방하는 효과도 있고, 혈당을 내리고 염증반응을 차단합니다. 미국 암학회의 발표에 따르면 커큐민이 암세포가 생겨 퍼지는 단계에서 그 통로를 차단해서 종양의 성장을 억제한다고 합니다. 커큐민의 항염증 효과는 관절염 환자의 진통제로도 사용되고 있을 정도입니다.

우울증에도 효과가 있는데요. 커큐민이 세로토닌의 분비를 증가시키기 때문입니다. 천연 이뇨제로 작용해서 신체 내 여분의 수분과 나트륨을 제거하고 혈액을 맑게 해서 고혈압을 예방하고 혈관을 확장해서 혈액순환을 돕습니다.

자 그럼 재료를 모아볼까요?

우선 바나나를 하나 준비하시고요. 바나나를 껍질을 벗기지 마시고 앞쪽 뒤쪽 필요 없는 부분을 좀 잘라냅니다. 대신 껍질은 깨끗하게 씻어 주시는 것이 좋습니다. 이물질을 제거해야 하니까요. 그리고 바나나를 2~3등분으로 잘라 줍니다.

이렇게 손질한 바나나를 솥에 넣고 끓이세요. 10분 정도 끓이면 되는데요. 물은 400~500cc 정도 넣으시고요. 물 양이 절반 정도 남을 때까지 끓이시면 됩니다.

그렇게 끓인 물을 컵에 담으시고요. 바나나는 버리세요. 바나나 끓인 물에 이제 계핏가루 1/2 티스푼과 강황가루 1/4 티스푼을 타서 잘 저어 주시면 바나나 숙면 약차가 완성됩니다. 바나나 끓인 물이 충분히 달기 때문에 꿀을 타실 필요는 없습니다. 조금 더 진정작용을 강하게 하시려면 바나나 끓일 때 대추를 2~3개 넣으셔도 좋습니다.

계피와 강황이 혈관을 열어서 몸속의 노폐물을 소변으로 배출시키고 몸을 이완시킵니다. 또 바나나 속의 트립토판이 뇌를 포함한 전신으로 잘 퍼질 수 있도록 도와주죠. 트립토판이 멜라토닌의 분비를 도와서 수면을 유도합니다. 덤으로 지방을 분해해서 다이어트 효과를 내고요. 혈당도 조절하고 콜레스테롤 수치도 낮추어 줍니다.

잠이 오지 않을 때 그냥 누워 있지 마시고 간단한 체조로 혈액순환 시키시고, 휴대폰 보지 마시고 라디오나 오디오북 들으시면 좋습니다.

오늘부터 바나나 숙면 약차 드시고 깊은 잠 주무시기를 기원합니다.

적어도 3주 이상은 복용해야 효과가 있습니다. 뭐든 꾸준히 하시는 것이 좋죠.

#농약 때문에 바나나 껍질 꺼리시는 분들은 바나나 껍질 부분은 빼도 좋습니다.

커피 대신 이것을 마셔야 하는 7가지 이유

독자 여러분 다들 커피 좋아하시죠? 커피가 건강을 증진하는데 여러 가지 효능이 있습니다. 커피의 카페인이 뇌 신경을 자극해서 집중력을 향상해주고 신장이 박출력을 늘려서 신진대사를 촉진해줍니다.

또 위산의 분비를 증가시키기 때문에 소화 기능을 돕기도 하고요. 장운동을 증가시켜서 변비를 해소해줍니다. 커피에는 카페인, 클로로겐산 등 항산화 성분이 풍부해서 염증을 제거하는 효과도 있습니다.

항산화 성분인 폴리페놀이 듬뿍 든 커피는 심장병·뇌졸중 발생 위험을 낮추고 심지어 뇌를 건강하게 합니다. 그래서 커피가 심장병, 뇌졸중, 당뇨병 등 성인병뿐만 아니라 알츠하이머치매에 대한 방어력도 높일 수 있다는 연구 결과가 많이 나오고 있습니다.

하지만, 커피는 너무 많이 마시다 보면 중독성이 생기는데요. 술, 담배와 더불어서 끊기가 힘듭니다. 커피의 부작용은 대부분 카페인 때문입니다. 지나친 카페인의 섭취는 심박 수를 올리고 심장의 두근거림이나 떨림과 같은 부작용을 일으킬 수 있습니다.

또 카페인의 이뇨작용으로 소변량이 늘어나 신장에 부담을 주고, 우리 몸에 탈수 현상을 유발하고 몸을 건조하게 만듭니다. 무엇보다 자율신경계의 교감신경을 과흥분시켜서 울렁거림, 구토, 무기력증, 수전증, 두통, 불면증, 불안장애 등을 유발하고, 장기적으로는 우울증, 고혈압, 부정맥, 역류성 식도염, 위염, 뼈 건강을 악화시킬 수 있습니다.

너무 겁을 많이 줬나요? 조금씩 드시면 큰 상관은 없는데요. 어쨌든 특유의 중독성 때문에 끊기가 힘들 뿐만 아니라, 날이 갈수록 조금씩 더 많이 마시게 되는 것이 문제입니다.

그래서 이 장에서 소개해 드릴 이 차는 이런 중독성이나 부작용 없이 커피가 가진 대부분의 효능을 발휘하고 나아가 진정효과까지 있습니다.

이 장의 주인공은 바로 녹차입니다. 모든 차 음료의 유래가 녹차에서 비롯되었기 때문에 그냥 마시는 음료를 모두 차라고 하는 거죠? 녹차는 과학적 근거가 가장 많은 건강음료 중 하나입니다. 수많은 효능이 이미 과학적으로 검증되었죠.

커피 대신 녹차를 마셔야 하는 **첫 번째 이유는 녹차가 구취와 몸 냄새를 예방해주기 때문입니다**. 녹차와 커피의 가장 큰 차이가 이것인데요. 우리가 진한 커피를 한잔 마시고 나면 입안이 어떻게 되죠? 싹 말라버립니다.

커피를 마시고 나면 꼭 물을 한잔 더 마셔야 합니다. 입이 말라버리니까요. 그래서 구취가 있는 사람들의 경우 커피를 마시면 입냄새가 더 심해집니다. 하지만, 녹차는 정반대입니다. 녹차를 마시고 나면 입안에 침이 고입니다. 홍차나 보이차 같은 발효차는 이런 효능이 약합니다. 신선한 녹차의 효능이 가장 강합니다.

녹차의 항산화 성분은 입안에서 자라는 세균의 번식을 억제합니다. 그래서 입 냄새를 줄임과 동시에 치석 형성과 충치도 예방해서 치아 건강에도 도움이 됩니다.

녹차는 몸 냄새를 예방하는데도 많이 사용됩니다. 입냄새뿐만 아니라 여러 가지 몸 냄새, 노인 냄새, 홀아비 냄새, 퀴퀴한 냄새, 구린내 등에도 모두 효과가 있습니다. 녹차와 생강을 함께 꾸준히 복용하면 여러 가지 몸 냄새들을 제거할 수 있습니다.

커피 대신 녹차를 마셔 야하는 **두 번째 이유는 녹차가 집중력을 향상해 주기 때문입니다.** 커피도 집중력을 원할 때 마시죠? 녹차도 카페인이 들어 있기 때문에 뇌 신경을 흥분시키고 집중력을 향상해줍니다.

하지만, 커피에는 없고 녹차에만 있는 성분이 있습니다. 바로 엘테아닌 L-theanine 이라고 하는 아미노산입니다. 엘테아닌이 뇌기능을 향상시키면서 동시에 흥분을 진정시키는 작용이 있어서 과도하게 심장이 두근거리거나 불안할 때 신경과 마음을 진정시켜 줍니다. 그래서 너무 과하게 교감신경이 흥분해서 불안증이나 우울증으로 빠지는 것을 막아주죠.

커피 대신 녹차를 마셔야 하는 **세 번째 이유는 녹차가 콜레스테롤을 낮추어 주기 때문입니다.** 혈액을 맑게 해서 혈액순환을 돕고 고혈압을 낮추어 줍니다. 커피도 콜레스테롤을 조절하는 효능이 있는데요. 대신 커피는 위산 분비를 촉진해서 식욕을 자극하기 때문에 공복감이 쉽게 발생하는 부작용이 있습니다. 이에 반해 녹차는 카테킨 성분이 소화작용을 일부 억제하기 때문에 다이어트 효과가 더 커지는 효능을 가지고 있습니다. 또 커피의 카페스테롤이라는 성분은 콜레스테롤 수치를 오히려 높인다는 보고도 있습니다. 그래서 녹차를 선택해야 하는 거죠.

커피 대신 녹차를 마셔야 하는 **네 번째 이유는 녹차가 지방 연소를 돕기 때문입니다.** 일부 실험실 모델에서 지방저장세포 내에서 새로운 혈관 형성을 억제해서 지방이 축적되는 것을 막는다고 합니다. 녹차의 성분에서 지방 연소를 활성화하는 성분은 카페인과 카테킨입니다. 두 성분이 결합해서 신경전달물질인 노르아드레날린의 생성을 활성화해서 신진대사를 촉진하고 지방을 연소시키는 거죠.

커피 대신 녹차를 마셔야 하는 **다섯 번째 이유는 녹차가 뇌를 보호하기 때문입니다.** 녹차의 주성분인 카테킨이 뇌 속에서 발생하는 찌꺼기인 플라크의 생성을 억제해서 알츠하이머 치매와 파킨슨병을 예방해주기 때문입니다. 녹차를 꾸준히 마시면 정신이 맑아짐과 동시에 뇌 신경의 퇴화를 막아줍니다. 스위스 연구팀의 보고에 따르면 녹차가 뇌의 상두정 소엽과 상부 전두엽 간의 연결망을 더 촘촘하게 해주기 때문에 기억력을 향상한다고 합니다.

커피 대신 녹차를 마셔야 하는 **여섯 번째 이유는 녹차가 항산화제이기**

때문입니다. 항산화제가 뭐죠? 산화되는 것을 막는 물질입니다. 수도꼭지에 녹이 스는 이유는 산소가 들러붙어서 그렇습니다. 우리 몸속에서도 산소가 여기저기 다니면서 녹이 슬게 하는데요. 이것을 막아주는 것이 항산화제입니다. 녹차 속에는 카테킨이라고 하는 항산화제가 들어 있어서 활성산소가 우리 몸을 손상하는 것을 방지해줍니다. 활성산소는 우리 몸 세포의 DNA를 파괴해서 암을 유발합니다. 그래서 녹차의 항산화 성분이 암 발생을 예방해 주는 것입니다.

커피 대신 녹차를 마셔야 하는 **일곱 번째 이유는 녹차가 우리의 수명을 늘려주기 때문입니다.** 사실 이게 제일 중요하죠. 건강하게 오래 사는 것이 우리 모두의 소망입니다.

여러 가지 연구들에서 하루 3~5잔의 차를 마신 사람들의 수명이 증가하고 사망률이 감소했음을 보여주었는데요. 어떤 식으로든 심장병이 감소하고 뇌졸중이 감소하고 암 발생이 감소해서 녹차를 마시는 사람들의 사망률이 감소했다고 합니다.

다만, 구체적으로 녹차의 어떤 성분이 우리 몸에 어떻게 작용해서 수명을 늘렸는지는 명확하게 밝혀지지는 않았다고 하는데요. 뭐 어쨌든 수명을 늘려준 것은 사실이라고 하니까요. 믿고 마시면 되겠습니다.

마지막으로, 녹차는 끓는 물에 직접 끓이면 좋지 않습니다. 주요 성분인 카테킨이 파괴되기 때문입니다. 철분의 흡수를 방해하기 때문에 비타민C가 풍부한 레몬과 곁들여 드시는 것이 좋고, 소화 장애와 몸 냄새를 제거하기 위해서 레몬이나 생강과 함께 드셔도 좋습니다.

녹차는 분말 형태로 드셔도 좋습니다. 녹차를 멀리하는 이유 중의 하나가 맛이 좀 밍밍하고 약해서 그렇죠. 녹차를 분말로 복용하시면 이런 약점을 커버할 수 있습니다. 말차라고 하지요. 분말 녹차는 아주 강한 맛을 제공해줍니다.

녹차를 구입하실 때는 조금 고급 제품으로 구입하시는 것이 건강 증진 효과를 더욱 높여주니까요. 참고하시고요. 녹차 혹은 말차 많이 드시고 건강한 장수 인생 되시기를 기원합니다.

녹차 마시기 가장 좋은 시간

독자 여러분은 녹차 많이 마시나요? 건강에 좋은 음료나 차가 아주 많이 알려져 있습니다. 그중에서도 과학적으로 가장 많은 건강상 이점이 밝혀진 건강음료가 바로 녹차입니다.

녹차는 항산화 작용을 포함해서 여러 가지 많은 건강상의 효능을 가지고 있는데요. 녹차의 효능은 엄청나게 많습니다.

항산화 효과로 노화를 방지하고, 혈액순환을 개선하고, 혈액 내의 찌꺼기를 제거해서 심장병을 예방하고, 혈당도 내리고, 혈압도 내리는 작용이 있습니다.

녹차는 신진대사를 개선하는 효능도 강합니다. 그래서 인체의 지방을 태워서 다이어트 효과도 있습니다. 심지어는 항암효과도 있죠.

이렇게 다양한 건강증진 효과를 지닌 녹차와 홍차를 마실 때 주의해야 할 점이 한 가지 있는데요. 이들이 영양 손실을 주는 경우도 있다는 것입니다.

녹차에는 카테킨, 엘 티아닌, 탄닌 등 많은 영양분이 함유되어 있어서 우리의 건강을 증진해 줍니다. 하지만, 녹차를 마시는 시간에 따라서 그 영양분의 이점이 부작용으로 바뀔 수도 있다는 점도 명심하셔야 합니다.

녹차는 언제 마시는 것이 가장 좋을까요? 그리고, 녹차를 마시면 좋지 않은 시간은 언제일까요?

첫째, 녹차는 이른 아침에 마시면 안 됩니다.
많은 연구가 녹차를 아침 식전에는 마시지 말라고 합니다. 아침 식전에 마시는 녹차는 간에 부담을 줄 수 있다고 하는데요. 고농도의 카테킨 성분(EGCG)이 간 손상을 유발할 수 있습니다. 아침에 자고 일어나자마자 아직 우리 몸의 신진대사가 미쳐 준비되지 않은 상태에서는 부작용이 생길 수 있는 것입니다.

두 번째, 녹차는 철 결핍성 빈혈이 있으신 분들은 피하시는 것이 좋습니다.
주로 식사 후에 바로 녹차를 드시는 것을 피해야 하는데요. 미국 국립 암 연구소의 발표 자료에 따르면 녹차의 항산화 성분인 카테킨이 철분의 흡수를 방해하고 소화를 억제한다고 합니다. 그래서 식후에는 바로 녹차를 마시면 좋지 않은 것입니다.

하지만, 그래도 나는 식후에 녹차를 꼭 한잔 마셔야겠다. 입 냄새 제거에는 녹차가 최고야! 하시는 분들은 철분의 흡수를 돕는 비타민C가 풍부한 야채와 과일을 충분히 함께 복용하시면 좋습니다.

또, 녹차에 레몬즙을 곁들인 레몬 녹차를 드시는 것도 좋습니다. 레몬의 비타민 C가 녹차의 부족함을 잘 채워줄 수 있습니다.

또 철분이 많이 부족하신 분들은 철분이 많이 함유된 음식을 조금 더 드시는 것도 한 방법이 될 수 있습니다. 녹차가 모든 철분의 흡수를 차단하는 것은 아니기 때문입니다.

스테이크 한판 드시는 것도 좋습니다. 붉은 고기는 철분 함량이 높아서 철분과 차의 상호작용을 완화하는 데 도움이 됩니다. 우유를 즐겨 드시는 것도 한 방법이 될 수 있고요.

세 번째, 녹차는 야간 복용은 피하셔야 합니다.
녹차에 포함된 카페인은 정신을 깨어나게 해주죠? 신진대사를 촉진함과 동시에 신경에 활력을 줍니다.

또 녹차에는 L-theanin엘티아닌이라는 아미노산이 함유되어 있는데요. 이 엘티아닌은 두뇌 기능을 향상하고 스트레스를 줄여줍니다. 스트레스 상황에서 혈압이 올라가고 근육의 긴장이 증가할 때, 엘티아닌이 몸과 뇌의 흥분과 긴장을 이완 시켜 정상적인 심장 박동수와 혈압을 유지해주고 불안감을 해소해줍니다.

하지만, 이러한 여러 가지 이점에도 불구하고 여러분이 불면증이 있거나 수면장애로 고생하고 계신다면 녹차의 카페인은 피하시는 것이 좋습니다. 최소한 잠들기 5~6시간 전까지 마시지 않는 것이 좋습니다. 수면을 방해할 수 있기 때문입니다.

네 번째, 녹차는 하루에 몇 잔 마시면 좋을까요?

앞에서 녹차를 너무 많이 마시면 간 손상이 오기도 하고 수면에 방해가 되기도 한다고 했습니다. 일반적으로 하루 2~3컵 정도의 녹차를 마시는 것이 가장 적당하다고 메릴랜드 대학 의료센터가 권장하고 있습니다.

결론적으로, 녹차를 마시기 가장 좋은 시간은 식사 시간 전 2시간, 또는 식사 후 두 시간이 좋습니다. 물론 아침 식사 전은 제외하고요.

정신을 맑게 해주고, 지방을 태우고, 심장병과 암을 예방하고, 몸과 마음을 이완시켜주는 녹차, 시간에 맞게 잘 마시면 건강한 녹차 생활 되실 것으로 믿습니다.

5장

무병을 위해

위장은 용광로

　얼마 전 우리 한의원을 찾아오신 한 환자분이 생각납니다. 이분은 공복만 되면 늘 속이 쓰리다고 호소하셨습니다. 그래서 병원에서 처방받은 현탁액과 위장약을 3~4년째 계속 복용하고 있다고 하셨죠.

　그런데 얼마 전부터 손발이 저리고 유난히 몸이 냉해지고 기운이 빠지는 느낌을 받았다는 겁니다. 그래서 어떤 약을 먹고 있냐고 물어보니, 프로톤 펌프 억제제(PPI) 계열의 약을 거의 매일 복용하고 계셨습니다.

　이것이 위산분비억제제인데요. 장기 복용 시 위장의 혈액순환뿐만 아니라, 전신의 혈액순환을 방해하는 결과를 초래합니다. 이러한 위산분비억제제를 장기간 복용하면 복용 기간에 비례해서 조기 사망위험이 커진다는 연구 결과도 있습니다. 미국 세인트루이스 워싱턴 의과대학 연구팀의 지야드 알-알리 박사팀의 연구에 따르면, 위산 분비 억제제의 복용 기간과 사망 위험 간에 연관성이 있다고 하는데요.

　지야드 박사 연구팀은 276,000명의 PPI 복용 환자군과 또 다른 위산분비억제제인 H2 블로커(H2 blocker)를 사용한 환자군 73,000명을 비교

분석했다고 합니다. 이를 통해서 H2 블로커 사용자보다 PPI 사용자의 사망 위험이 25% 정도 높게 나타났다고 발표했습니다.

PPI를 1년 이상 장기간 복용하면 조기 사망 위험이 51% 증가하는 것으로 나타났고, PPI를 3~6개월 정도로 사용하면 조기 사망 위험이 17% 증가했다고 밝혔습니다. 다만, 6개월 사용은 조기 사망률이 31% 증가하는 데 비해, 90일 정도의 짧은 기간 PPI를 복용한 사람들에게는 큰 문제가 없었다고 하네요.

마지막으로, 지야드 박사는 위산분비억제제에 관한 부정적인 연구 결과에도 불구하고, 위장질환 치료를 위해 필요한 경우에, 주치의의 지도하에 약을 복용할 것을 권장했습니다.

PPI 제제는 한국과 미국에서 가장 널리 사용되는 위산 분비 억제제입니다. 그래서 수많은 사람이 위장질환의 치료를 위해 처방을 받고 있죠. 그래서 이 약의 안전성에 대한 관심이 증가하면서 PPI 제제가 신장이나 심장 질환, 폐렴, 골절, 치매와 연관이 있다는 연구 결과들이 나오고 있기도 합니다.

위장에는 위산을 분비하는 벽 세포(parietal cell)라는 고유의 세포가 있습니다. 이 세포를 자극하면 위산이 분비되고, 위산은 음식을 녹여 죽을 만든 다음 소장으로 내려보내죠. 위산에 녹아 죽이 된 음식은 소장에서 소화 흡수되기 쉬운 형태가 됩니다.

또 위산은 음식물에 섞여 들어온 독소나 세균 바이러스 등을 제거하는 데 큰 역할을 합니다. 그래서 위산 분비가 약한 사람들이 위장 장애나 소화 장애 식중독 등에 걸릴 위험이 더 커지는 것입니다. 한마디로 위산이 콸콸 나와야 위장이 튼튼하다는 말입니다.

위장은 일종의 용광로와 같습니다. 위산이 풍부하게 분비되어서 음식을 녹이는 것이 주 임무입니다. 그런데 위장에 질병이 발생하면, 위산이 공격인자로 변해 버립니다. 위벽을 공격해서 위염을 더욱 악화시키는 원인으로 변해버리죠. 그래서 대부분의 위장약이 위산부터 없애려고 합니다.

잠깐 위산 분비를 억제해서 시간을 벌어주면 인체의 면역체계가 고장을 수리하기 때문입니다. 그런데, 위산의 분비를 너무 장기간 억제하게 되면 위장의 혈액순환이 오히려 방해를 받게 됩니다.

위산 분비를 억제하기 위해서는 위장으로 가는 혈액공급을 차단해야 하기 때문이죠. 위장으로 가는 혈액공급이 차단되면 위산의 분비만 억제되는 것이 아니라 위벽을 보호하는 점액의 생산도 줄어들고, 나아가 위장 세포의 재생도 어려워집니다.

그래서 위산분비억제제를 장기간 복용하게 되면 위벽이 얇아지는 위축성위염이나, 대장의 상피세포가 위장에 자라는 장상피화생으로의 진행이 더욱더 빨라지고 심지어 전신의 혈액순환까지 나빠지게 되는 것입니다.

결론적으로 말씀드리면, 위장병을 치료할 때 단순히 위산 억제만을 생각할 것이 아니라, 위장 벽을 보호하는 점액의 생산을 늘리고, 위장 세포의 재생을 원활하게 하는 방법까지 고려해야 할 것입니다. 그래서 위산분비억제제(PPI)의 복용은 속이 쓰리고, 아픈 통증이 심할 때만 단기적으로 사용하는 것이 좋겠습니다.

위축성위염과 장상피화생 치료에 도움이 되는 음식

한의원에서 진료하다 보면 가장 많이 만나는 환자가 위장병 환자인 것 같습니다. 허리가 아픈 분도 소화 장애가 있고, 머리가 아픈 분도 위장이 안 좋고, 불면증으로 잠을 못 자는 분도 위장병을 함께 가지고 있습니다.

위장이 음식을 소화하는 곳이죠. 위장이 약해지면 영양흡수에 문제가 생기고 여러 가지 질병들이 함께 자란다고 말할 수 있습니다. 그만큼 위장의 건강이 우리 몸 전체의 건강에 큰 부분을 차지합니다.

위염은 급성위염에서 시작합니다. 뭘 잘 못 먹어서 체하고, 복통이 생기고, 속이 쓰려집니다. 하지만 급성위염은 금방 낫습니다. 위장의 세포재생이 왕성하기 때문입니다. 위장의 세포는 3~4일이면 다 자라버립니다.

보통 소화기관의 세포를 상피세포라고 부릅니다. 우리 몸의 표면을 덮고 있는 세포가 상피세포입니다. 피부도 상피세포고, 위장, 소장, 대장의 벽도 상피세포고, 요도나 질의 표면도 상피세포입니다. 외부의 이

물질과 자주 만나는 곳이기 때문에 빨리 자라서 이전의 세포를 빨리 교체합니다. 손상이 누적되지 않도록 하기 위해서죠.

혀나 입천장은 아주 빨리 자랍니다. 아침에 뜨거운 국을 먹다 입천장이 벗겨져도 오후나 다음날 되면 모두 복구됩니다. 이렇게 빨리 자라는 세포들에 암이 생깁니다. 자주 세포 분열을 하다 보면 오류가 더 자주 생기기 마련입니다.

급성위염의 단계를 지나서 위장의 염증이 빨리 복구되지 않고, 늘 염증이 번져 있는 상태를 만성위염이라고 합니다. 예전보다 더 자주 체하게 되고 트림도 증가하고 답답함도 증가합니다. 하지만 아직 위장의 세포는 정상 상태이고, 위장의 모양도 정상입니다.

여기서 염증이 더 진행되고, 위장의 혈액순환이 나빠져서 영양공급이 잘 안 되면 위장의 세포재생이 잘 안 되게 됩니다. 그래서 위장 벽이 얇아집니다. 이 상태를 위축성위염이라고 합니다.

위축성위염이 더 악화하여서 염증이 진행되면 위장 세포의 모양이 변해버립니다. 원래 위장에는 없는 대장의 세포가 위장에서 혹처럼 자라게 되는데요. 이 상태를 장상피화생이라고 합니다. 대장에 있는 상피 세포가 위장에서 변해서 자랐다는 말입니다.

이러한 변화를 화생성 변화라고 합니다. 이렇게 변성된 세포가 위암의 씨앗이 됩니다. 거기까지 가도록 내버려 두면 안 되겠지요.

이 장에서는 이런 위축성위염과 장상피화생의 치료에 도움이 되는 음식을 한번 알아보도록 하겠습니다. 위축성위염과 장상피화생은 기본적으로 위장의 염증반응이 너무 많이 진행되고, 혈액 순환이 나빠져서 위장의 새로운 세포재생이 어려워지는 질환입니다.

그래서 위축성위염과 장상피화생의 치료를 돕기 위한 음식 **첫 번째는, 위장의 혈액순환을 돕는 음식을 선택해야 합니다.** 위장의 혈액순환을 돕는 음식 중 딱 한 가지만 꼽으라면 생강을 들 수 있습니다.

위장은 음식을 녹여서 죽을 만드는 용광로입니다. 그래서 강력한 위산이 충분히 분비되어야 만 소화가 잘되죠. 위산 분비를 촉진하고, 위장의 연동운동을 도와주는 대표적인 음식이 생강입니다. 생강의 진저롤과 쇼가올 성분이 위장의 혈액순환과 연동운동을 돕게 됩니다.

일반적으로 매운 생강을 먹으면 속 쓰림이나 복통이 더 심해지지 않을까? 이렇게 생각하기 쉬운데요. 하지만 생강은 위산의 분비를 촉진하면서도, 위장 점막의 혈액순환을 동시에 늘리기 때문에 위장을 보호하는 보호 점액을 더 많이 분비하도록 합니다. 그래서 오히려 속이 편해지는 거죠.

이렇게 위장의 혈액순환을 돕는 음식이 후추, 마늘, 산초, 양파 같은 양념류들입니다. 매운 자극이 위장 운동을 자극하고 위산의 분비를 돕습니다. 또 이들 매운 성분들이 대부분 세포의 변성을 억제해서 암을 예방해 줍니다.

대신 이런 매운 양념류는 과다 섭취를 하게 되면 부작용을 유발할 수 있습니다. 그래서 항상 소량 복용하시고, 조금씩 양을 늘리고, 속 쓰림이 생기거나 복통 혹은 팽만감이 생기면 섭취를 줄이고, 부작용을 줄여주는 대추나 결명자, 꿀을 함께 복용하시는 것이 좋습니다.

카레의 원료로 쓰이는 강황도 위장병에 많이 쓰입니다. 강황은 생강과 기원이 같습니다. 그래서 강황도 생강처럼 위장의 혈액순환을 돕고 세포의 변성을 막아줍니다. 실제로 카레를 주식으로 하는 인도사람들의 위암 발생률이 다른 아시아 국가보다 상당히 낮다고 합니다.

강황의 수성분은 커큐민입니다. 키큐민은 항암작용뿐만 아니라 이담작용, 혈압강하작용, 진통작용, 항균작용도 있습니다.

양배추도 위염 치료를 위해 많이 복용하는 채소입니다. 양배추는 주로 속 쓰림에 많이 쓰입니다. 양배추에 포함된 설포라판이라는 성분이 위벽을 튼튼하게 해주고, 위암을 억제하는 작용이 있습니다. 속 쓰림이 있으신 분들은 양배추즙을 장복하시면 좋습니다.

위축성위염과 장상피화생의 치료를 돕기 위한 음식 **두 번째는, 염증반응을 차단하는 음식을 선택해야 합니다.** 염증반응을 차단하는 대표적인 음식은 알로에를 들 수 있습니다. 알로에는 에모딘이라고 하는 성분을 함유하고 있습니다. 에모딘 성분은 강력한 항염증 작용이 있습니다. 알로에는 에모딘 외에도 아세틸레이티드만난 이라는 면역다당체를 함유해서 면역세포를 활성화해 줍니다.

또 알로에 우르신이란 성분이 풍부해서 위십이지장 궤양 치료에 도움을 주고, 항히스타민 작용으로 위산이 과도하게 분비되는 것을 막아줍니다. 다만, 알로에는 성질이 차고 변을 무르게 하므로 몸이 냉하거나 설사병이 있으신 분들은 피하시는 것이 좋습니다.

위축성위염과 장상피화생의 치료를 돕기 위한 음식 세 번째는, **식이섬유가 풍부한 음식을 선택해야 합니다.** 식이섬유는 위장의 연동운동을 촉진해서 위장 내에 음식물이 오래 머물지 못하도록 막아주고, 또 위산을 흡착해서 위벽에 대한 자극을 줄여주기 때문에 속 쓰림과 복통 등을 방지하고, 위장의 세포재생을 돕게 됩니다.

탄수화물이나 단백질만 섭취하게 되면 이들 음식이 뭉쳐서 소화가 원활하게 되지 않는 경우가 있는데요. 섬유질을 함께 섭취하면 이들 음식이 뭉치지 않게 막아주기 때문에 소화작용이 훨씬 용이해지는 이점이 있습니다.

위축성위염과 장상피화생의 치료를 돕기 위한 음식 네 번째는, **세포의 변성을 막는 음식을 선택해야 합니다.** 장상피화생은 위장의 세포가 변성을 일으켜서 화생성 변화를 일으킨 것입니다. 이렇게 변성된 세포가 혈액순환이 잘 안 되고, 산소가 잘 공급되지 않는 저산소 환경을 만나면 염증반응이 증가하고, 세포의 유전자 변이를 일으키면서 암세포로 발전하게 됩니다.

이형성증이나 화생성 변화를 일으킨 세포들을 재분화시켜서 정상 세포로 만들어주는 대표적인 물질이 비타민 A와 비타민D입니다. 비타민

A는 베타카로틴이 풍부한 당근에 많이 함유되어 있습니다. 또 비타민 D는 콜레스테롤의 전구체인 에르고스테롤이 풍부한 저령이나 효모, 버섯류에 많이 함유되어 있습니다.

또 위암의 성장을 막아주는 물질 중에 에피제닌이란 성분이 있습니다. 밀싹이나 셀러리, 파슬리에 많이 들어 있습니다. 이 에피제닌이 SALL4라고 불리는 발암 유전자를 차단해줍니다.

마지막으로 유산균의 복용이 위장병에 도움이 되는지에 관한 내용입니다. 사실 유산균은 위장의 영양이나 치료에는 크게 도움이 되지 않습니다. 다만, 유산균음료나 유산균 제제의 복용은 장점막을 튼튼하게 하고, 유해균이나 독소가 체내로 들어오는 것을 막아주기 때문에 장 건강에 큰 영향을 미칩니다.

장점막이 약해져서 독소와 세균과 바이러스가 장점막을 통해 체내로 들어오는 질병을 새는장증후군(leaky gut syndrome)이라고 하는데요. 유산균이 이 새는장증후군의 발생을 막아줍니다. 장이 건강하면 위장의 혈액순환이나 세포재생에도 유리하기 때문에 유산균제제의 복용은 하는 것이 훨씬 유리합니다.

사실, 위축성위염 정도만 진단을 받아도 음식을 전혀 못 드시는 분들이 매우 많습니다. 죽만 먹는다든지, 조금만 더 먹어도 배가 아프고, 팽만감이 심해져서 답답하고 더부룩하다고 호소하십니다. 위축성위염과 장상피화생은 만성위염이 악화하여서 위장의 벽이 얇아지고, 위장의 벽이 얇아져서 위장의 힘이 없어진 병이기 때문입니다.

그래서 소화력이 떨어지는 것이기 때문에 위장의 벽이 재생되고, 혈액 순환이 살아나서 어느 정도 회복할 때까지 생각보다 많은 시간이 걸릴 수 있다는 점도 유념하셔야 합니다. 꾸준한 운동으로 몸을 움직여 주셔야 면역력도 살아나고 장의 혈액순환도 함께 살아나서 치료 효과를 높일 수 있다는 점도 함께 기억해 주시기를 부탁드립니다.

위축성위염과 장상피화생과 담적병

위염은 대개 단계별로 진행되는 경우가 많습니다. 위염 초기에는 표재성 위염이나 미란성위염이 많죠. 그런데 위염이 만성으로 진행되면서 만성 위축성위염 장상피화생으로 진단을 받게 됩니다.

표재성 위염이나 미란성위염은 위염이 위장을 표면에 있다는 말이고 위축성위염과 장상피화생은 위장의 세포가 노화되어서 암이 되기 쉬운 상태가 되었다는 말입니다.

표재성 위염과 미란성위염은 치료가 잘 되면 없어지는 경우도 많지만, 만성위축성위염과 장상피화생은 다시 정상으로 되돌리기가 쉽지 않습니다.

다만 치료와 관리를 통해서 위장의 혈액순환을 살리고 염증반응을 지속해서 차단해 주면 세포 재생이 살아나기도 하고 장상피로 변하는 세포들의 숫자가 줄어들고 일부는 정상으로 돌아오기도 합니다.

위축성위염과 장상피화생이 위험한 이유는 위암 발생률을 높이기 때문입니다. 위축성위염은 6배 정도, 장상피화생은 10배 정도 위암이 될 확률이 높아진다고 합니다.

일부 의사 선생님들은 위축성위염과 장상피화생은 전혀 걱정할 필요가 없는 질환이라고 말씀을 하기도 합니다. 사실 모르는 게 약인 경우도 많습니다. 하지만 모든 질병을 운명에 맡기고 아무것도 하지 않는 것은 자신의 건강을 너무 소극적으로 관리하는 것입니다.

교통사고로 죽을까 봐 무서워서 아예 운전하지 않는 사람은 드물지만, 안전운전을 위해서 여러 가지 노력을 하는 사람은 많습니다. 과속운전을 하지 않고 신호를 잘 지키고 여력이 되면 더 튼튼하고 좋은 차를 사기도 합니다.

위장의 점막은 우리 몸을 바깥에서 지켜주는 피부처럼 위장 안쪽 우리 몸을 지켜주는 피부라고 생각하면 좋습니다. 우리는 피부 노화 잡티 주름살 여드름 피부암 등이 발생하지 않도록 직사광선을 피하고 자외선 크림도 열심히 발라줍니다. 또 피부가 빨리 늙지 않도록 안티에이징 크림은 물론이고 그 외 여러 가지 화장품들을 끊임없이 바르고 피부마사지도 많이 받습니다.

늙든지 말든지 내버려 두면 금방 망가지는 게 우리의 위장이고 피부입니다. 어차피 늙어 죽을 건데 운동은 뭐 하러 하나 기분 좋게 술이나 마시고 담배도 피우고 힘든 일은 피하고 막살면 재미있습니다. 하지만, 그렇게 살면 안 되잖아요.

도시환경도 비슷합니다. 돈 많은 선진국의 주요 도시들을 가보면 모두 깨끗합니다. 도로 정비도 잘 되어 있고 조경도 잘되어 있고 상수도 하수도 시설이 아주 잘 갖춰져 있습니다. 보기에도 깨끗하고 또 효율적인 관리로 천재지변에도 잘 대응합니다.

그런데 후진국들을 가보면 관리가 잘 안 되어 있습니다. 태풍이나 지진 홍수 가뭄 등에 전혀 대응하지 못할 뿐만 아니라 도시 정비도 잘 되어 있지 않죠. 도로는 포장이 되어 있지 않고 청소 상태는 뭐 말할 것도 없습니다.

사람의 건강도 마찬가지입니다. 끊임없이 관리해주어야 더 건강해집니다. 더 건강한 식자재를 선택해야 하고 더 규칙적이고 안전한 생활환경을 유지해야 하고 운동도 끊임없이 해주어야 한다는 말입니다.

정기적인 건강검진으로 질병을 조기에 파악하고 치료하는 관리도 포함해서 말입니다. 사실 이런 관리를 하려면 돈도 많이 들고 노력도 엄청 많이 듭니다. 주기적으로 운동하고 좋은 음식만 먹기가 참 쉽지 않습니다.

하루하루 벌어 먹고살기도 힘든데 말입니다. 건강을 유지하기가 이렇게 어려운 것입니다. 하지만 저마다 가능한 범위 내에서 끊임없이 노력하는 것이 자신의 건강을 지키는 가장 좋은 방법입니다.

부지런하지 않으면 아무것도 되지 않는 것 같습니다. 사업도 그렇고 공부도 그렇고 건강도 그렇죠. 물론 지혜롭게 부지런해야 합니다.

위장은 용광로와 같습니다. 우리가 먹은 음식을 모두 녹여서 죽으로 만들고 소장으로 내려보냅니다. 위장 속으로 피부에 닿으면 피부가 타 버릴 정도의 강한 산이 하루 1~1.5리터가 분비되어 나옵니다. 사실상 위산이 산이 콸콸 나올 때 더 건강합니다.

위산이 충분히 나와야 소화가 되고 빨리 음식이 소장으로 내려가서 팽만감이 사라지기 때문입니다. 그런데 만성위축성위염이나 장상피화생 진단을 받게 되면 위장에서 위산을 만드는 세포 숫자가 줄어듭니다. 그래서 위산이 많이 나오지 않습니다. 위산이 부족하니 소화 장애가 생기는 거죠.

위장 튼튼한 사람들을 보면 진짜 잘 먹습니다. 돌아서면 또 배가 고프다고 하고 또 먹습니다. 그런데 위장이 나쁜 사람들은 한 숟갈만 더 먹어도 답답하다고 하고 뭔가 위장이 막혀 있다고 하고 위장이 움직이지 않는다고 호소합니다.

위장에 피가 돌지 않기 때문입니다. 위산이 충분히 분비되지 않기 때문에 소화가 잘 안 되고 답답해지는 것입니다.

위장이 잘 움직일 때는 위장이 있는지 없는지 모릅니다. 그런데 위장이 잘 움직이지 않으니까 그곳에 위장이 있다는 것을 느낍니다. 담적이라고 하는 위장병을 들어보셨나요? 노폐물이 담이고 딱딱하게 굳은 것이 적입니다.

위장이 잘 움직이질 못해서 딱딱하게 굳어지고 그게 만져지는 것이 담적입니다. 이렇게 위장이 약해진 위축성위염 환자들에게 가장 많은 증상이 답답함, 팽만감이고 그다음이 속 쓰림입니다.

위축성위염 환자들의 경우 뭘 조금만 먹기만 하면 쓰리다고 합니다. 공복에는 더 많이 쓰리고요. 밤에 자다가 속이 쓰려서 잠을 깨기도 합니다. 위축성위염이 되면 위산이 많이 나오지 않는다고 하는데 왜 속이 쓰린 걸까요?

위산이 나오지 않는 동시에 위장 점막을 보호하는 점액도 나오지 않기 때문입니다. 그래서 위산이 조금만 나와도 속이 쓰린 것이죠. 위산은 아주 조금만 있어도 강력한 산이니까요.

그래서 속 쓰림으로 제산제를 복용할 때는 신중해야 합니다. 속 쓰림이 많이 심할 때는 물론 먹어야 하지만 약간의 속 쓰림은 그냥 두는게 좋습니다. 속 쓰림 자극이 위장의 세포 재생을 촉진하기 때문입니다.

Ⅳ
과민성대장증후군

최근 코로나19 팬데믹으로 전 세계가 심각한 건강 문제를 겪고 있습니다. 코로나19는 대표적 감염질환인데요. 코로나19처럼 감염질환을 예방하고 치료하는 것도 중요하지만, 내장 건강도 빼놓을 수 없이 중요합니다. 내장이 튼튼해야 면역력이 강해져서 외부 감염도 막을 수 있기 때문이죠.

잘 먹고 잘 싸고 잘 자면 진짜 건강한 것입니다. 이 장에서는 그중 잘 먹고 잘 싸는 것에 관한 이야기를 한번 해보려고 합니다.

위장이 약해지면 입맛도 없고 소화도 잘 안 되고 복통도 증가합니다. 대장도 마찬가지입니다. 대장이 약해지면 음식물의 영양을 흡수하지 못하고 설사나 변비가 발생하고 복통도 생깁니다.

또 소화 기능 외에 장의 운동이 불규칙해지면서 트러블을 유발하는데요. 장이 많이 움직이면서, 움직이는 소리가 너무 심해져서 고통받는 분도 계시고, 장이 잘 움직이지 않아서 힘든 분도 많습니다.

이럴 때, 본인은 너무 힘들어서 장내시경이나 복부 CT도 찍어보지만, 병원에서는 아무 이상이 없다는 진단을 받는 경우가 허다합니다.

이렇게 각종 건강검진에서는 이상이 없는데, 장에서 소리 나고, 장이 부글부글 끓고, 배가 터질 듯이 팽만감이 생기거나, 장이 전혀 움직이지 않아서 답답한 증상이 발생하는 질병을 과민성대장증후군이라고 합니다.

과민성대장증후군으로 환자 본인은 너무 괴로운데, 병원 검사에서는 별다른 이상이 나오지 않는 이유는 이 질환이 암이나 염증 같은 구조적 이상이 아니라 신경의 조절 이상이기 때문입니다.

장내시경이나 CT는 영상진단 기기죠. 겉으로 보아서는 알 수 없는 우리 몸속의 상황을 딱~~사진 찍어서 알려줍니다. 그래서 뭔가 구조의 이상이 있어야 변화를 알 수 있습니다. 암 덩어리가 있다든지, 용종이 있다든지, 염증이 장점막에 있다든지, 게실이 있다든지, 장벽이 두꺼워져서 장이 막히려고 한다든지 하는 것을 알 수 있습니다.

일반적으로 환자분들이 두통이나 어지럼증이 있을 때 MRI 많이 찍습니다. 그런데 두통으로 MRI 찍고 나서 이상이 나오는 경우는 거의 없습니다. 사실상 머리 CT나 MRI를 찍었는데 뭔가 보이면 그건 뇌졸중이나 뇌종양입니다. 그런 결과가 나오면 이미 심각한 거죠.

일반적인 두통이나 어지럼증의 원인은 뇌의 구조적 이상이 아니라 혈액순환의 이상이거나 자율신경의 이상인 경우가 대부분입니다. 어쨌든 장내시경이나 복부 CT나 머리 MRI를 찍고 나서 아무 이상이 없다는 진단을 받게 되면 동네잔치를 한번 하시는 것이 좋습니다. 아주 심각하게 생명을 위협하는 질환은 아니라는 것이니까요.

구조적 이상이 아닌 질병은 대개 기능적 이상에서 발생합니다. 기능성위장장애라고 많이 들어보셨을 겁니다. 이것은 위장의 경우고요. 대장의 기능이상은 과민성대장증후군이라고 합니다.

위장은 음식물을 녹여서 죽을 만듭니다. 약간의 단백질을 소화하기는 하지만 소화액이 풍부한 곳은 아닙니다. 음식의 소화는 소장과 대장에서 본격적으로 이루어집니다. 췌장에서 소화액이 분비되고 간에서 담즙이 분비되면서 탄수화물 단백질 지방이 더 작은 크기의 포도당 아미노산과 지방산으로 분해가 됩니다.

이 과정에서 아주 많은 양의 수분이 필요한데요. 그래서 사람의 장 속에는 아주 많은 양의 물이 존재합니다. 입에서 분비되는 침이 하루 1.5L나 되고요. 위산이 1.5L가 나오고, 담즙이 1L, 췌장에서 소화액이 2L, 소장 대장에서 점액이 4L까지 분비됩니다.

또 우리가 물도 마시잖아요. 하루 1~2L 정도 마시죠? 먹는 음식 속에도 수분이 있습니다. 모두 합치면 얼마나 되나요? 10L가 넘습니다. 물 10L면 엄청난 양입니다. 그런데 대변은 100~200cc 정도의 수분밖에 없습니다.

그 많은 물이 모두 어디로 간 걸까요? 모두 장을 통해 흡수되어서 혈관을 타고 돌다가 호흡이나 땀으로 증발하고, 소변으로 배출됩니다. 이렇게 많은 물이 장 속을 돌아다니기 때문에 소리가 안 날 수가 없습니다.

그래서 장에서 물소리가 나는 것입니다. 건강한 사람도 물소리나 장의 꼬르륵 소리는 납니다. 정상적인 현상인 거죠. 그런데 과민성대장증후군 환자는 이런 소리가 더 많이 나게 됩니다.

왜냐면 이렇게 많은 물이 빨리 흡수가 되지 않아서, 더 오랫동안 장 속에 머물러 있기 때문입니다. 또 장내에 가스가 많이 발생하기 때문에 소리가 더 커집니다. 장은 일종의 배관입니다. 배관(파이프) 속을 음식과 물이 지나가게 됩니다.

장 속에 음식이나 물이 꽉 차 있을 때는 소리가 나지 않습니다. 음식과 물 사이사이에 가스가 차 있기 때문에 그사이를 물과 음식이 흘러갈 때, 지나갈 때 소리가 나는 것이죠. 그래서 음식을 많이 먹었을 때는 소리가 오히려 덜 납니다. 음식이 어느 정도 소화가 되어야 소리가 나고, 공복에 소리가 더 많이 납니다.

이렇게 장에서 소리가 나고 가스가 차서 방귀가 배출되는 일이 발생하면 사람들은 아주 괴로워합니다. 부끄럽기 때문이죠. 환자분들 중에는 학교를 중퇴하기도 하고 직장을 그만두시는 분도 계십니다.

대부분의 과민성대장증후군 환자들이 학생이나 수험생 직장인입니다. 밀폐된 공간에서 여러 사람이 함께 지내는 상황에 있는 경우가 많습니다. 그래서 내 뱃속에서 나는 소리가 옆 사람에게 들릴까 봐 전전긍긍

하고 부끄러워하게 됩니다.

이게 아주 큰 스트레스가 됩니다. 그래서 몸은 더 긴장하게 되고 교감신경은 더 흥분하고 장운동은 더 증가해서 소리는 더 크게 나게 됩니다.

만약에 내 직업이 농사꾼이라면, 이런 소리는 큰 문제가 되지 않습니다. 넓은 공간에서 뛰어다니고 가스를 마구 배출하면 되니까요. 누가 볼 사람도 없고 신경 쓸 필요도 없는 거죠. 일종의 직업병, 현대병입니다.

그래서 장운동이 민감해진 과민성대장증후군의 치료는 장내의 수분을 어떻게 처리하는가가 굉장히 중요합니다. 장의 혈액순환이 잘 되는 건강한 장은 수분을 잘 흡수하기 때문에 문제가 없습니다.

그래서 먼저 장의 혈액순환을 도와주어야 합니다. 보조적으로 수분을 조절해 줄 수 있는 건강식품이 있다면 이 과정을 더욱더 수월하게 할 수 있습니다.

이 장에서 소개해 드릴 건강식품은 차전자피입니다. 차전자피는 질경이 씨앗의 껍질을 말하는데요. 그냥 식이섬유 그 자체입니다. 차전자피 성분의 80%가량이 섬유질이죠. 차전자피는 건강식품으로 많이 판매되고 있습니다. 시중에 판매되는 차전자피는 질경이 씨앗은 아니고요. 인도산 수입품이 대부분입니다.

인도에서 재배되는 약초인 플란타고의 씨앗에서 유래한 수용성 섬유질을 건강식품으로 판매하고 있습니다. 인도산이 효과가 더 좋기 때문에 꼭 국산 질경이 찾지 않으셔도 좋습니다.

섬유질이 과민성대장에 좋은 이유는 수분을 흡착하는 성질 때문입니다. 차전자피가 수분을 흡착하면 젤리처럼 변합니다. 그래서 과도하게 넘쳐흘러 다니는 수분의 흐름을 막아줍니다. 그래서 소리가 덜 나게 됩니다.

반대로 변비가 있어서 변이 너무 딱딱해지는 경우에도 효과가 있습니다. 섬유질이 수분을 흡착해서 간직하기 때문에 변이 지나치게 굳어지는 것을 막아줍니다. 또 섬유질은 장운동을 촉진하기 때문에 장운동이 잘 안 되어서 답답하거나 팽만감이 심한 경우에도 도움이 됩니다.

섬유질은 유산균의 먹이가 되기도 합니다. 요즘 홈쇼핑에서 유산균제제, 프로바이오틱스를 팔 때, 프리바이오틱스도 함께 판매하는 경우가 많습니다. 장내유익균을 프로바이오틱스라고 합니다. 대부분이 유산균이죠. 유산균은 세균입니다. 살아있는 생물이죠. 생물은 먹이를 먹어야 살 수 있습니다. 유산균은 섬유질을 분해해서 먹이로 삼습니다. 그래서 유산균을 먹을 때 섬유질을 같이 먹어주면 좋은 것입니다. 이 유산균의 먹이가 되는 섬유질이 바로 프리바이오틱스입니다.

몸에 좋은 음식은 우리 몸의 기능을 잘 조절해주는 음식입니다. 높은 혈압은 내려주고 낮은 혈압은 올려주는 약이나 음식이 가장 좋은 것이죠. 차전자피가 이런 조절 역할을 합니다.

수분이 너무 많아서 소리가 나고 묽은 변이나 설사를 하는 경우에는 수분을 흡착해서 소리가 덜 나게 하고 설사를 방지합니다. 대신 장운동이 잘 안 되거나 변이 너무 굳어질 때는 수분을 간직해서 변을 무르게 하고 장점막을 자극해서 장의 운동을 촉진해줍니다.

과민성대장에는 없어서는 안 될 건강식품인 거죠. 식이섬유는 콜레스테롤을 내려주는 기능도 있습니다. 장에서 담즙을 흡착해서 대변과 함께 배출하기 때문에 간에서 새로운 담즙을 만들도록 자극해서 콜레스테롤을 소모합니다.

이렇게 좋은 차전자피도 부작용이 있는데요. 수분을 흡착하는 기능이 너무 강하기 때문에 한꺼번에 너무 많이 드시면 좋지 않습니다. 먹을 때는 소량인데 장 속에 들어가면 엄청나게 부풀어 오르기 때문이죠. 약 40배까지 부풀어 오른다고 합니다. 그래서 처음에는 아주 소량씩 먹고 적응을 하시는 것이 좋습니다.

또 장에 힘이 없고 장운동이 약하신 분들은 차전자피가 장운동을 자극하기 때문에 일시적으로 복통이 발생하기도 합니다. 장은 잘 움직이지 않는데 차전자피가 부풀어 올라서 잘 움직이지 못하면 엄청나게 아프고 답답하다고도 하십니다. 그래서 처음에는 아주 소량씩 복용하셔야 하고, 물도 함께 많이 드시는 것이 좋습니다.

장내에서 차전자피가 잘 기능하도록 콩가루나 두유, 혹은 요구르트를 함께 섞어서 드셔도 좋습니다.

차전자피와 비슷한 작용을 하는 음식이 다시마입니다. 다시마도 섬유질이 풍부하지만, 차전자피보다는 순하기 때문에 장이 많이 약하신 분들은 다시마로 대체하셔도 좋습니다.

복부팽만을 없애는 간헐적 단식(1)

최근 다이어트와 건강증진을 위한 식이요법으로 간헐적 단식이 많은 사람의 관심을 끌고 있습니다. 간헐적 단식이 살을 빼는 다이어트 방법일 뿐만 아니라 복부팽만이나 소화장애 같은 소화기 질환의 치료에도 큰 도움이 되는데요.

간헐적 단식은 나아가 두통이나 건망증, 치매와 같은 뇌 신경의 이상까지 치료하고 예방하는 효과가 있다는 사실을 알려드립니다. 또 글의 말미에 간헐적 단식을 성공적으로 수행하는 데 필요한 몇 가지 음식도 알려드리겠습니다.

동물이 음식을 적게 먹으면 수명이 연장된다는 연구는 꽤 많이 있는데요. 2020년 네이처 커뮤니케이션즈에 발표된 연구를 보면 생쥐를 대상으로 간헐적 단식을 시행한 논문이 있습니다.

여기서 간헐적 단식을 시킨 실험용 쥐들의 뇌 신경 시냅스의 회로가 증가하고 장내 미생물이 활성화되고 또 장의 점막구조가 튼튼해진다는 결과를 보여주고 있는데요. 사람에게 동일하게 실험을 할 수는 없지만,

여러 가지 통계와 경험을 보면 비슷한 결과가 있을 것으로 추측됩니다.

이 결과를 미루어 볼 때 과식이 위와 장의 건강에도 나쁜 영향을 미치고, 또 나아가 염증반응을 유발해서 뇌 신경의 손상에도 관여함을 알 수 있습니다.

이유 없이 두통으로 고생하시는 분들이 아주 많습니다. 머리가 아파서 CT 혹은 MRI를 찍어보지만 아무런 이상이 없는 경우가 많죠. 사실 사람들은 이 MRI나 CT 기계에 대한 환상이 있는데요. 너무나 강력하고 최첨단 기술이다 보니까 이것만 찍어보면 왜 머리가 아픈지 다 알 수 있을 것만 같습니다.

머리 속이 훤히 보이는데, 모를 이유가 없을 것 같죠. 그런데 말입니다. 이 CT나 MRI는 영상진단기기입니다. 말 그대로 우리 몸속의 물리적 모양을 정확히 알려주죠. 그래서 뭔가 모양이 변한 것은 정확히 찾아냅니다. 혹이 생겼거나 어디가 막혔거나 뚫린 것은 아주 쉽게 찾을 수 있죠. 그래서 암 덩어리를 찾고, 뇌출혈이나 뇌경색을 찾아냅니다.

하지만, 모양이 변하지 않은 것은 절대 찾아낼 수 없습니다. 신경의 손상이나 기능의 이상은 찾아낼 수 없는 거죠. 머리가 좋은지 나쁜지, 현명한지 멍청한지는 절대 찾아낼 수 없습니다. 또 스트레스를 받아서 뇌 신경이 과열된 것도 찾아낼 수 없습니다.

대부분의 두통이 뇌 신경의 과열이나 자율신경의 이상에서 발생하기 때문에 단순히 CT나 MRI를 찍어서 알 수 없는 이유가 이 때문입니다.

우리가 소식 즉, 간헐적 단식을 통해서 얻을 수 있는 가장 큰 이득은 바로 염증의 제거입니다. 간헐적 단식을 통해서 인슐린 저항성을 낮춰서 염증반응을 차단하는 거죠. 또 갈색지방세포를 활성화되고 케톤바디가 증가하면서 우리 몸속의 필요 없는 지방을 태워 없애고 독소를 제거합니다. 그래서 장 기능이 좋아지고 뇌의 미세염증도 제거되는 거죠.

대개 장을 제2의 뇌라고 하잖아요. 세로토닌이나 도파민 같은 뇌 신경전달물질은 사실 뇌보다 장에서 더 많이 나옵니다. 그래서 장이 튼튼해야 기분도 좋아지고 신경도 튼튼해지는 것입니다. 그래서 장이 약하거나 과민성 대장이 있으신 분들에게 두통이나 건망증 불면증 같은 뇌 신경 이상 질환이 더 많이 나타납니다. 우울증과 불안증도 함께 증가하죠.

위 동물실험에서 실험용 쥐의 장에 항생제 처리를 해서 장내 미생물을 모두 죽여버리는 실험도 함께 진행되었는데요. 실험용 쥐의 장내 미생물이 모두 죽고 나면 쥐의 공간 기억능력이 현저히 떨어진다는 결과도 있습니다.

장이 약해지면 뇌 기능이 떨어지는 거죠. 그래서 간헐적 단식을 통해 장 기능을 활성화해주면 뇌 기능이 함께 살아나는 것입니다. 간헐적 단식 혹은 소식이 장과 뇌를 동시에 살리는 식이요법이 되는 거죠.

간헐적 단식을 하는 방법은 여러 가지가 있습니다. 16시간 동안 굶고 8시간 동안 식사를 하는 방법도 있고 24시간에 1번만, 즉 1일 1식만 하는 방법도 있고, 5:2 단식이라고 해서 1주일 중 이틀 동안만 600~800 칼로리 정도의 소식을 하는 방법도 있습니다.

사실 이렇게 시간을 정해놓고 하는 게 쉽지 않습니다. 시간 지키는 것 자체가 엄청난 스트레스가 되죠. 그래서 저는 간헐적 단식을 할 때 대원칙으로 배가 고플 때만 소식할 것을 권합니다. 엄밀히 말해서 배가 늘 고픈 상태를 좀 유지해야 하는 거죠. 아침과 점심은 아주 소량으로 먹고 저녁을 조금 낮게 먹기를 권합니다.

대부분의 다이어트 규칙을 보면 저녁을 적게 먹어야 살이 빠진다고 하는데요. 그런데 저녁을 적게 먹으면 수면에 악영향을 주고 너무 오랜 시간 굶게 되어서 지속해서 간헐적 단식을 유지하기가 힘듭니다. 그래서 저녁을 조금 더 먹고 잠을 잘 자면 그게 훨씬 유리하다고 보는 거죠.

간헐적 단식에서 중요하게 생각하는 것이 있는데요. 무엇을 먹느냐입니다. 그런데 말입니다. '무엇을 먹느냐'보다 훨씬 중요한 것이 있습니다. 바로 '얼마나 적게 먹느냐'인데요. 적게 먹고 발생하는 배고픔의 고통을 얼마나 잘 참느냐가 더 중요합니다.

단식하라는데 자꾸만 무엇을 배불리 먹을까? 먹으면서 다이어트하는 방법은 없나를 찾게 되면 안 되는 거죠. 탄수화물을 포함한 음식을 적게 먹어야 인슐린 저항성이 줄고, 장내 미생물이 활성화되고 뇌 신경의 시냅스 회로가 재조직되는 것입니다.

하지만, 그래도 나쁜 음식을 먹으면 안 되겠죠? 그래서 이 장에서는 간헐적 단식 중에 먹으면 좋은 음식 몇 가지를 한번 챙겨 보도록 하겠습니다.

간헐적 단식을 하면서 먹는 식이요법에서 **가장 중요한 것이 탄수화물의 섭취를 줄이는 것입니다.** 탄수화물이 인슐린 저항성을 높이고 혈액의 점도를 증가시켜서 순환을 방해하고 염증을 유발하는 주요 원인이기 때문이죠. 그래서 탄수화물 대신 단백질의 섭취량을 늘려야 하고요. 또 단백질도 각종 알레르기나 염증의 원인이 되고 당으로 전환되어서 지방으로 저장될 수 있기 때문에 궁극적으로 지방의 섭취량을 늘려야 합니다.

지방의 섭취를 늘린다고 해서 아무 지방이나 섭취해서도 안 됩니다. 또 무작정 지방만 먹어서도 안 되죠. 섭취량의 비중을 지방> 단백질> 탄수화물의 순서로 하셔야 하고요. 또, 영양실조의 상태에 빠지지 않도록 주의하셔야 합니다.

육식할 때는 사료를 먹이거나 항생제를 다량 투여한 고기보다는 목초를 먹고 자란 고기를 골라 드시는 것이 좋겠고요. 살코기만 있는 부위보다는 20~30% 정도 지방을 함유한 고기를 선택하시면 좋겠습니다. 육류에 붙은 지방이 싫으신 분들은 살코기를 드실 때 들기름이나 올리브유 같은 좋은 기름을 함께 드시면 되겠습니다.

두 번째로 지방이 많은 생선류를 드시는 것이 좋은데요.
기름이 풍부한 생선류인 정어리, 꽁치, 참치, 청어, 가다랑어 등과 함께 연어, 고등어가 좋습니다. 모두 EPA와 DHA로 구성된 오메가3가 풍부한 영양식품입니다.

특히 DHA는 인간의 뇌 신경세포를 활성화해서 기억력과 학습능력을 향상해 줍니다. EPA는 혈액의 중성지방 수치를 낮춰주고, 좋은 콜레스테롤인 HDL을 높여주는 효과로 동맥경화와 심장병과 고혈압 뇌출혈을 예방하고 혈전 생성을 예방해서 협심증이나 심근경색 뇌경색의 예방에도 효과가 있죠.

달걀을 자주 드시는 것도 좋습니다. 달걀은 완전식품이라고 하죠? 다양한 영양물질이 함유되어 있습니다. 달걀노른자에는 콜린 성분도 풍부하고 루테인도 풍부해서 치매를 예방하고, 시력 향상에도 도움이 되고요. HDL 콜레스테롤도 풍부합니다. 또 비타민 D도 풍부해서 골다공증에도 좋습니다. 또 흰자의 단백질이 포만감과 영양을 함께 공급해줍니다. 탄수화물은 전혀 포함되어 있지 않습니다.

버터도 중요한 영양 공급원입니다. 간헐적 단식이나 저탄고지 식이요법을 할 때 버터를 많이 먹게 되는데요. 버터에 포함된 단쇄지방산인 부티르산이 염증을 제거하고 장내 유익균을 증가시켜주기 때문입니다. 또 공액리놀레산은 항암작용도 있고 복부비만과 심장마비의 위험도 줄여줍니다.

그렇다고 해서 아무 버터나 섭취하면 안 되고요. 버터는 목초를 먹고 자란 방목소의 우유로 만든 버터를 선택해야 합니다. 지용성비타민과 항산화 물질 비타민 등이 풍부하고 특히 오메가3 비율이 높은 버터를 선택하시는 것이 좋습니다.

엑스트라 버진 올리브 오일도 많이 드시면 좋습니다. 들기름과 아보카도 오일도 빠지면 안 되겠죠? 생으로 한두 스푼씩 아침저녁으로 드셔도 좋고, 샐러드에 듬뿍 뿌려서 드셔도 좋습니다.

올리브오일은 단쇄불포화지방산입니다. 고혈압과 심장질환을 예방해주죠. 당뇨병과 각종 성인병도 예방합니다. 인슐린 분비를 자극하지 않기 때문에 비만과 혈당 관리에도 도움이 되고요.

아보카도오일에는 오메가3 지방산과 비타민 E가 풍부합니다. 그래서 혈중 콜레스테롤 수치를 내려주고 뇌졸중과 심장질환에도 효과가 있고요. 루테인과 지아잔틴의 함유로 눈 건강에도 좋습니다. 또 식이섬유의 함량도 비교적 높아서 다이어트와 신진대사 증진에도 도움이 됩니다.

코코넛 오일에서 추출한 MCT 오일도 도움이 되는데요. 에너지로 이용되기 때문에 체내에 지방으로 축적되지 않습니다. 또 포만감을 오래 유지해 주기 때문에 저탄고지 식이요법에 많이 이용됩니다. MCT오일은 포화지방산으로 다른 영양소는 거의 없는 것이 특징입니다.

또 생크림이나 신맛이 나는 사우어 크림 코코넛크림 등도 기호에 따라 적당량 곁들여서 드시는 것도 좋겠고요. 지방이 풍부한 마카다미아, 피칸, 호두 등의 견과류도 함께 드시면 좋습니다.

심한 배고픔을 극복할 수 있는 한국인만이 가진 건강식품이 있죠? 미숫가루와 선식인데요. 식사 대용으로 활용하시면 좋습니다. 또 단백질 에너지바나 시리얼도 활용해 보시면 좋겠습니다. 적당량의 과일과 야채를 드시는 것도 잊지 마시고요. 규칙적인 운동도 빼놓으시면 안 됩니다.

건강을 위해서 복부지방을 분해하고, 염증을 제거하고, 신경을 활성화하고, 면역력을 증가시키기 위해서 음식을 적게 먹고, 먹고 싶은 욕망을 억누르고, 배고픔을 참아야 하는 것이 너무나 괴로운 일입니다. 사실 꼭 이렇게 살아야 하는가 하는 의문이 들죠.

하지만 인생에 있어서 모든 것을 다 가질 수는 없는 것입니다. 뭔가 한 가지를 포기해야 다른 한 가지를 얻을 수 있죠. 또 고통이 수반되지 않고 뭔가 성취가 이루어지지도 않습니다.

내가 원하는 것이 무엇인지, 목표가 무엇인지 깊이 생각해 볼 필요가 있는 거죠. 건강을 잃으면 다 잃는 것과 같다고 했습니다.

독자 여러분, 여러분이 원하는 것은 무엇인가요?

복부팽만을 없애는 간헐적 단식(2)

의외로 복부팽만으로 고생하시는 분들이 많습니다. 장년층부터 노년층까지 환자층이 아주 폭넓습니다. 10대~20대는 아직 위와 장의 기능이 생생하고 또 활동량이 충분하기 때문에 환자 수가 많지 않은 것 같고요.

진짜 나는 조금밖에 안 먹는데도 항상 배가 터질 듯 불러 있다고들 하십니다. 복부팽만은 왜 생기는 것일까요? 사실 사람이 밥을 먹고 난 후에 배가 부른 것은 지극히 정상입니다. 든든하게 먹고 나서 배가 부르지 않으면 그게 오히려 이상한 것이죠.

그런데, 이렇게 음식을 풍성하게 먹고 난 후에 소화가 잘되면 문제가 되지 않는데요. 소화가 정상적으로 되지 않고 먹은 것보다 훨씬 배가 부르다거나, 진짜 조금밖에 먹지 않았는데도 배가 터질 듯 부풀어 올라서 기분이 나빠지는 질병을 복부팽만증이라고 합니다. 위장장애로 인한 소화불량과 과민성대장증후군에서 모두 나타날 수 있죠.

일반적으로 음식을 많이 먹은 후에 복부팽만이 나타나는 경우가 많습니다. 또 내장지방이 풍성하신 분들, 복부비만이 있는 분들께 더 많이 나타납니다. 그런데 간혹 배에 살도 없고, 체중도 기준치 미달이신 분들도 복부팽만이 나타나는데요. 이런 경우는 대개 음식이나 가스가 많이 차 있는 경우보다 장운동이 나빠진 경우가 더 많습니다. 장이 잘 움직이지 않기 때문에 장이 가득 찬 느낌, 음식이 정체된 느낌이 더 강하게 인지되는 것입니다.

우리가 팔다리가 건강할 때는 있는지 없는지 알지 못합니다. 알 필요도 없고요. 몸컨디션이 아주 좋으면 몸이 깃털처럼 가볍습니다. 그런데 팔에 상처가 나면 그때부터 온종일 팔의 느낌이 머리로 전해져 옵니다. 이처럼 위와 장이 잘 움직이고 작동할 때는 위와 장이 있는지 없는지 우리가 알지 못합니다. 자율신경의 영역이기 때문입니다.

하지만 위장 소장 대장의 기능이 떨어지면 그 존재가 느껴지기 시작합니다. 그래서 위와 장이 잘 움직이지 않을 때 팽만감이 심하게 생기는 것이죠.

장의 기능은 장 자체의 기능손상뿐만 아니라 신경의 영향도 많이 받습니다. 그래서 병원 가서 아무리 검사를 해도 뭔가 뚜렷한 이상이 나오지 않죠. 그래서 항우울제나 항불안제를 처방받아오기 일쑤고, 신경성이라는 말을 듣게 됩니다.

왜냐면 위와 장은 실제로 신경의 영향을 아주 많이 받기 때문입니다. 특히 자율신경의 영향을 많이 받게 되는데요. 사람이 스트레스를 심하게 받거나 긴장된 생활을 오래 하다 보면 자율신경 중의 교감신경이 과흥분하게 됩니다.

그래서 심장이 두근거리고 혈압이 올라가고 혈당도 올라가고 두통이 생기고 어지럼증이 생기죠. 또 뇌 신경이 과흥분되니까 늘 불안하고 우울하고 잠을 못 자게 됩니다. 얼굴이나 상체에는 열이 막 올라오는데 손발은 싸늘하게 차가워집니다.

대신 부교감신경은 기능이 뚝 떨어지게 되는데요. 부교감신경의 영향을 받는 장 기능과 생식기능이 약해집니다. 그래서 위염이 생기고 소화불량이 오고 잘 체하고 답답해지고 복부팽만증도 생기고, 설사와 변비가 증가하고, 전립선비대증, 과민성대장증후군으로 발전을 하게 됩니다.

위장의 혈액순환이 나빠지면서 복통도 증가하고 염증도 증가합니다. 그래서 위장의 세포재생이 잘 안 되어서 위축성위염과 장상피화생으로 발전하게 되는 것이고, 장은 점막이 느슨해지면서 독소와 세균과 바이러스가 체내로 침투하는 '새는 장증후군'이 됩니다.

복부팽만 이야기를 다시 돌아가겠습니다. 복부팽만의 주원인은 사실 과식입니다. 우리가 너무 많이 먹기 때문에 발생하는 거죠. 사람이 건강하게 살려면 하루 세끼를 잘 챙겨 먹어야 한다는 신념이 있잖아요. 이게 잘못된 것입니다. 사실 너무 규칙적으로 식사를 하는 것이 오히려 건강에는 좋지 않습니다.

아침을 든든하게 먹고, 간식 좀 하고, 점심 먹고, 도넛 하나 먹고, 저녁 먹고, 과자랑 빵이랑 좀 집어 먹습니다. 이러면 하루 세끼가 아니라 여섯 끼를 먹은 것과 같죠. 사실 심한 노동을 하시는 분들은 이렇게 먹어도 상관이 없습니다. 하지만, 학생이나 실내에서 근무하는 직장인들의 경우에는 이렇게 먹어서는 위와 장이 견뎌낼 수가 없습니다.

일반적으로 활동량이 많지 않은 직업을 가지고 있는 사람의 경우에 하루를 견디는데 필요한 에너지와 칼로리는 그렇게 많지 않습니다.

아침 먹은 것이 소화되기도 전에 간식 먹고 점심 먹고, 점심 먹은 것이 반도 소화되지 않았는데 또 저녁을 먹게 되니까 위와 장이 부담스러워지는 것입니다. 위와 장이 힘들 때 보내는 신호가 바로 답답함, 팽만감 이런 것입니다. 이제 그만 좀 먹으라는 신호죠.

그래서 이런 종류의 복부팽만증은 다시 또 무슨 약이나 음식을 먹어서 치료해도 큰 도움이 되지 않습니다. 물론 소화 기능이 더 강화되면 조금 더 빨리 처리가 되기는 하겠지만요.

무조건 적게 먹어야 하는 거죠. 우선 거울을 한번 보시고요. 배가 나왔다 싶은 분이면 제 말대로 하시는 것이 정답일 것입니다. 이렇게 너무 많이 먹어서 복부팽만감이 심할 때 아주 큰 효과를 볼 수 있는 방법이 간헐적 단식입니다.

소식하면 장수한다는 말이 있죠? 실제로 에너지 소모를 줄이면 우리 몸에서 발생하는 염증 반응이 많이 줄어듭니다. 그래서 소식은 건강에 도움을 주는 아주 중요한 요소 중 하나죠.

보통 간헐적 단식 하면 하루 중 16시간은 굶고 나머지 8시간 동안만 식사하는 방법이 제일 보편적인데요. '16대 8단식'이라고 합니다.

간헐적 단식은 다이어트의 한 방법으로만 알려져 있는데요. 실제로 다이어트 효과를 보기 위해서는 상당히 식사량을 절제해야 합니다. 하지만, 복부팽만을 치료하기 위한 간헐적 단식은 너무 많이 굶지 않으셔도 됩니다.

간헐적 단식을 하려면 아침을 무조건 굶어야 한다고 생각하시는 분들이 많습니다. 그런데, 아침을 꼭 굶을 필요는 없습니다. 아침을 굶게 되면 기운이 없어서 점심때까지 일의 능률이 오르지 않고 어지럼증이 발생하기도 합니다. 또 배가 너무 고파서 점심을 허겁지겁 폭식하게 되는 경우도 흔히 생기고요.

그래서 아침은 간단하게 드실 것을 추천합니다. 바나나와 시리얼, 샐러드, 녹즙, 미숫가루, 선식 같은 간편식을 드시면 좋죠. 달걀도 좋고요.

대개 직장인들의 경우는 점심을 좀 거하게 많이 먹습니다. 동료들과 함께 먹어서 그런 것 같습니다. 점심에 돼지고기가 듬뿍 든 김치찌개나 제육볶음 같은 정식을 한 상 먹고 나면 이게 절대 저녁까지 모두 소화가 되지 않습니다. 그 상태에서 저녁을 또 먹게 되면 팽만감이 없어지질 않죠. 그래서 점심과 저녁 중 한 끼는 아주 소량으로 줄이시는 것이 좋습니다.

간헐적 단식의 시작 단계에서 가장 중요한 것은 간식을 먹지 않는 것입니다. 과일 몇 쪽 먹는 정도를 넘어서면 안 되는 거죠. 특히 과자나 빵 종류, 라면 같은 밀가루 음식을 먹게 되면 팽만감을 절대 없앨 수 없습니다.

혈당이 증가하면 인슐린이 분비되고 인슐린이 너무 자주 분비되면 뱃속에 음식이 많지 않더라도 뇌는 포만감을 만들어냅니다. 그래서 자주 먹는 것이 좋지 않은 거죠. 이렇게 간식 먹는 것을 금지하고 매 끼니의 식사량을 줄이면 일차적으로 팽만감이 많이 감소합니다.

대신 공복감과 배고픔이 많이 증가하게 됩니다. 목적을 달성하기 위해서는 일정 기간 약간의 고통을 감수하셔야 합니다. 인체의 신진대사 리듬이 바뀌기 시작해서 이런 배고픔이 줄어들 때까지 말이죠. 늘 배가 좀 고픈 상태를 6개월 정도는 유지해 주셔야 효과를 볼 수 있습니다.

그럼 배가 너무 고프면 이렇게 해야 할까요? 첫째는 물을 많이 마시는 것이 좋습니다. 물로 허기를 채우는 거죠. 너무 힘들 때는 홍차나 허브티 혹은 연한 원두커피 등을 마셔도 좋습니다. 대신 과일주스나 탄산음료, 술, 우유, 코코넛워터 같은 음식은 당과 단백질과 칼로리가 높아서 공복 상태를 깨 버리기 때문에 절대로 드시면 안 됩니다.

간헐적 단식할 때 조심해야 할 점이 두 가지 있는데요. **첫 번째는 열심히 단식한 후에 폭식하는 것입니다.** '일일 일 폭식' 하신다는 분들도 계시죠? 단식을 깨면서 인스턴트 음식이나 가공 음식을 폭식하게 되면 혈당이 급격히 오르죠. 따라서 인슐린 분비도 증가해서 오히려 지방 축적이 늘어나고 팽만감이 더 심해지는 악순환에 빠질 수 있습니다.

두 번째는 간헐적 단식을 하면서 운동을 적당히 해주어야 하는데요.
일반적으로 단식을 하면서 운동을 함께 하면 지방이 소모되고 체중이 감소하면서 대사 지표들이 모두 좋아집니다.

운동을 통해서 근육 손실도 막아주고, 유산소 운동으로 심폐기능을 유지해주는 것이 중요하죠. 대신 운동을 하지 않으면 중성지방이 대폭 증가하는 경우가 많습니다. 또 장운동이 나빠지기 때문에 복부팽만감도 함께 증가합니다.

하지만 너무 무리한 운동도 몸컨디션을 나쁘게 할 수 있습니다. 칼로리 섭취가 많지 않기 때문에 빨리 지쳐버립니다. 각자의 몸 상태에 맞게 적당히 조절하는 것이 좋습니다.

앞에서 한번 말씀드렸는데요. 배가 전혀 나오지 않은 마른 사람도 복부팽만증이 생길 수 있습니다. 이런 분들은 대개 삐쩍 말라 있고, 또 음식도 진짜 적게 먹는데도 팽만감이 심하다고 호소하십니다.

이런 경우는 대개 위와 장의 기능이 너무 약해져 있기 때문입니다. 위축성위염이나 장상피화생 진단을 받은 분들이 많고 과민성대장증후군이 오래되어 만성으로 진행된 경우죠. 이분들은 일단 음식을 잘 소화하지 못하고 많이 먹지를 못합니다. 매 끼니를 죽만 먹는 분도 계시고요.

어쩌다 고기 한 점만 먹어도 가슴이 턱 막히고 팽만감이 생긴다고 하십니다. 이런 경우는 사실 단식이나 소식을 하면 안 됩니다. 심각한 영양 부족에 빠질 수 있죠. 그래서 적절한 치료와 함께 식이요법을 하셔야 합니다.

가장 간단하게는 섬유질이 풍부한 식단 꼭 하시는 것이 좋습니다. 가벼운 운동은 무조건하셔야 합니다. 몸을 흔들어주어야 혈액순환이 팔다리로 만들어 지면서 장의 혈액 정체를 풀어줄 수 있기 때문입니다. 식사 후에 30분 정도 걷기 해주시는 것이 좋습니다.

정리해 보겠습니다. 복부팽만이 심하신 분들께 간헐적 단식 적극적으로 추천합니다. 몇 시간 동안 굶어야 하는지, 몇 시간 동안 먹어야 하는지, 또 포드맵 음식은 피해야 하는지, 이런 복잡한 것은 다 잊어버리세요.

그리고, 이 두 가지만 꼭 기억하십시오.

1. 배고프기 전에는 절대 먹지 말 것
2. 팽만감이 느껴질 때는 운동으로 혈액을 근육으로 순환시킬 것

이 두 가지만 기억하시면 복부팽만의 악순환에서 반드시 빠져나오실 수 있으리라 믿습니다.

VII

염증을 제거하는 음식

사람이 아프다는 것은 몸속에 염증이 발생했다는 것을 말합니다. 외부자극이나 감염 혹은 내부적 손상 때문에 몸에 질병이 발생하면 우선 세포나 혈관 신경의 손상이 발생하죠.

이 과정에 항상 염증이 발생합니다. 손상된 세포나 조직이 파괴되는 과정이 바로 염증입니다. 건강한 사람의 세포는 항상 죽습니다. 피부는 3주에서 2개월 정도면 모든 세포가 교체되고 위장 세포는 3일이면 새로 자라고 혈액의 주성분인 적혈구는 120일의 수명을 가지고 있습니다.

수명을 다한 세포는 죽고 다시 새로운 세포가 자라는 게 우리 사람의 일생입니다. 이렇게 정상적으로 세포가 교체될 때 죽는 세포는 염증을 일으키지 않습니다. 저절로 분해되거나 파괴되면서 노폐물을 남기지 않죠. 이 과정을 세포의 자연사 아폽토시스apoptosys라고 합니다.

외부 자극에 의한 손상이나 감염에 의해서 세포가 죽는 과정을 괴사라고 합니다. 괴사는 세포자살과 상대되는 개념으로 괴사로 죽는 세포는 죽으면서 세포 내부에 있던 물질들을 외부로 방출하게 됩니다.

이때 면역세포가 활성화되면서 염증 inflammation 반응을 유발하게 됩니다. 사실 사람이 살아 있는 동안 우리 몸에서는 끊임없이 염증이 발생합니다. 그 범위가 넓고 작음의 차이가 있을 뿐이죠.

넘어져서 무릎이 까지면 생기는 염증에서부터 기침을 심하게 하고 나서 기관지에 생기는 염증도 있고 매운 음식을 먹고 나서 위장에 생기는 염증까지 아주 다양한 형태로 발생합니다.

때로는 눈에 보이는 큰 염증 부위가 생기기도 하고 때로는 아주 미세한 염증이 생겼다 없어지기를 반복하게 되는 것이죠.

폐 질환이나 심장 질환, 간 질환, 장 질환 같은 기저질환이 있으신 분들이나 만성피로가 늘 있는 분들은 사실상 만성 염증을 달고 사는 것이라고 봐야 합니다.

가벼운 몸살감기나 아토피 같은 피부질환에서부터 간암 폐암 같은 악성종양까지 모든 질병이 염증으로부터 시작하는 것입니다.

질병을 예방하고 건강하게 살기 위해서는 이러한 염증반응을 적절히 차단해주는 것이 아주 중요합니다.

우리 몸의 염증반응을 차단하는 방법 중 가장 중요한 요소가 음식과 스트레스입니다. 먼저 어떤 음식이 우리 몸의 염증반응을 차단할 수 있는지 한번 알아보겠습니다.

먼저 먹지 말아야 할 음식부터 소개하겠습니다. 하버드대학 보건대학원 전염병학 및 영양학과의 에릭 림 교수가 소개한 규칙에 따르면 극도로 가공한 식품을 피해야 한다고 합니다. 설탕이 많이든 과자 시리얼과 가공육 달고 짠 단짠 소스 등이 이에 속합니다.

이러한 음식들은 혈당을 급격히 높이고 함량이 높은 경우가 많고 포화지방의 함량도 높습니다. 주로 이러한 음식들이 체내 염증을 촉진하는 것이죠.

국제의학저널인 메디슨네이쳐에 발표된 논문에 따르면 이렇게 극도로 가공된 식품은 장내 세균총의 변화를 유발할 수 있다고 합니다.

또 장점막의 보호막을 손상해 세균이나 독소가 체내로 침투하는 장누수증후군을 유발하고 염증을 일으키는 유전자를 활성화해 암이나 심장질환 심장마비 뇌졸중 당뇨 등 질환의 위험도를 높인다고 밝히고 있습니다.

건강에 나쁜 3백 음식이라는 것이 흰색 밀가루 흰색 쌀 흰색 설탕을 말합니다. 이들 3백 음식과 더불어 과자나 버터 치즈 샐러드드레싱 가공된 토마토소스 가공육인 소세지 그리고 합성 감미료가 다량 함유된 탄산음료 등이 염증을 유발하는 음식들에 속합니다.

반면 염증을 제거하는 음식들도 있습니다. 널리 알려진 바와 같이 항산화 물질들이 함유된 음식들이 대부분 염증을 제거하고 염증 반응을 차단해줍니다.

대표적인 항산화 물질에는 레스베라트롤 커큐민 egcg 퀠스틴 불포화지방산이 있습니다.

레스베라트롤은 폴리페놀의 일종입니다. 강력한 항암 및 항산화 작용이 있습니다. 혈청 콜레스테롤을 낮춰 주는 역할도 합니다. 그래서 항염증 작용과 더불어 항노화 작용까지 알려져 있죠. 레스베라트롤은 주로 포도 껍질, 라즈베리, 크랜베리 같은 베리류에 아주 많이 함유되어 있습니다.

커큐민은 카레의 주요성분입니다. 커큐민도 폴리페놀의 일종이고요. 커큐민은 생강과에 속하는 식물입니다. 생강이나 강황처럼 약간 매운 식품들이 대개 항산화 작용이 강하고 항염증 작용도 대부분 가지고 있습니다.

EGCG는 에피갈로카테킨 갈레이트(Epigallocatechin gallate)의 줄임 말입니다. 짧게 카테킨이라고 부르기도 하고요. 주로 녹차와 같은 카테킨류 찻잎에 함유된 성분입니다. 강력한 항바이러스 작용도 있고 전립선암의 성장을 막아주고 백혈병 당뇨병 고지혈증 등에 모두 효과가 있다고 알려져 있습니다. 물론 항염증 작용도 강력하구요.

퀘르세틴 quercetin은 주로 양파의 껍질에 다량 함유된 성분입니다. 혈관을 청소해주고 체지방을 줄여주고 당뇨에도 효과가 있고 항산화 작용 항염증 작용이 아주 강한 것으로 알려져 있습니다.

마지막으로 불포화지방산인데요. 불포화지방산은 체내에서 합성이 불가능해서 반드시 음식으로 섭취를 해야만 합니다. 혈관 내의 염증을 치료해주고 장점막을 튼튼히 해주는 작용이 있어서 기름을 직접 하루 1~2스푼 복용하시는 것을 권합니다. 주로 올리브오일 아보카도오일 들 기름에 다량 포함되어 있습니다.

지금까지 우리 몸의 염증을 유발하고 치료하는 음식에 대해 알아보았습니다. 어떤 경우에는 전혀 나쁜 음식을 먹지 않았는데도 염증이 다량 발생할 수 있습니다. 바로 스트레스에 의해서입니다.

스트레스는 교감신경을 과흥분시키고 혈관을 수축시키고 수소이온을 뿜어내고 스트레스 호르몬을 방출해서 혈관과 세포조직 신경 등 모든 곳에 염증을 발생시킬 수 있습니다. 음식 조절과 더불어 스트레스 관리에 만전을 기해주셔야 하는 이유가 이 때문이죠.

좋은 음식 많이 드시고 스트레스 관리 잘하시고 적절한 운동으로 혈액순환 도와주셔서 건강한 인생 되시기를 기원합니다.

김순렬

ㅣ약력 및 경력

- 울산 학성고등학교 졸업
- 동국대학교 한의과대학 졸업
- 동국대학교 대학원 석, 박사
- 부인과학 석, 박사 학위 취득
- 한방부인과학회 정회원
- 대한응용근신경학회 정회원
- ICAK 100시간 인정의
- 국제공인 최면치료 상담사
- 국제공인 NLP 상담 전문가
- 동국대학교 한의과대학 외래교수 역임
- 청풍학회 회장 역임
- 임상통합의학암학회 정회원
- 유튜브 채널 '김순렬TV' 운영

에라 모르겠다 건강법

발행일 2021년 8월 31일	**발행처** 종이향기		
편저자 김순렬	**발행인** 조순자	**편집·표지디자인** 송주연	
주 소 경기도 파주시 산남로 11-11, 가동(산남동)			
전 화 070-7445-4351	**팩 스** 031-942-1152		

※ 낙장이나 파본은 교환해 드립니다.
※ 이 책의 무단 전제 또는 복제행위는 저작권법 제136조에 의거하여 처벌을 받게 됩니다.

정 가 20,000원   **ISBN** 979-11-91292-19-0